U0224860

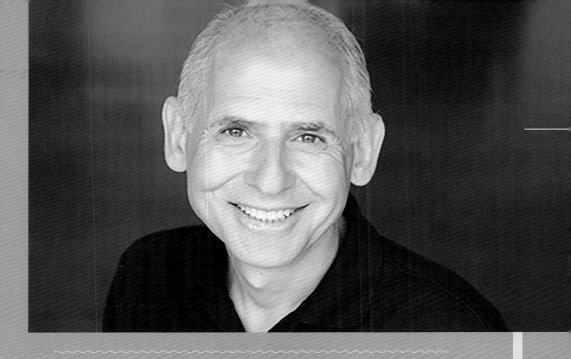

全美最受欢迎的精神科医生

亚蒙博士不仅在专业领域贡献卓著，还是一位学术明星，深受广大民众的欢迎。他是 10 次荣登《纽约时报》畅销书排行榜的畅销书作家，代表作《幸福脑》（Change Your Brain, Change Your Life）连续 10 年在美国亚马逊网站的心理自助类图书中排名第一。他设计、制作、主持过 11 个很受欢迎的大脑节目，这些节目在北美地区播放次数超过 10 万次。他甚至参演过多部电影，包括《最后一轮之后》（After the Last Round）和《眩晕》（The Crash Reel）；还参与过一些获得艾美奖的电视节目，比如《饮酒作乐的真相》（The Truth about Drinking）和《奥兹医生秀》（Dr. Oz Show）。亚蒙博士还担任过电影《震荡效应》（Concussion）的顾问，并曾在美国国家安全局、美国国家科学基金会、英国广播公司（BBC）、《时代周刊》、《纽约时报》等各种机构和组织主办的活动中演讲。

由于在普通大众中的超高知名度，亚蒙博士被《华盛顿邮报》称为"全美最受欢迎的精神科医生"。

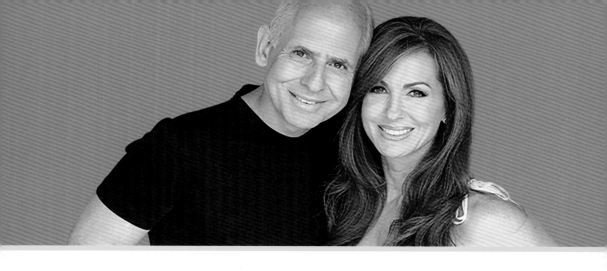

专注大脑健康的模范夫妻档

亚蒙博士的妻子是塔娜·亚蒙。护士出身的她曾在医院里负责照顾神经外科手术重症监护病人，对于饮食和营养对大脑健康的价值有着最直接的认识。和丈夫一样，塔娜也是一位专注健康和健身领域的专家，她的著作《奥姆尼饮食法》（*The Omni Diet*）也登上了《纽约时报》畅销书排行榜。夫妻两人并肩工作，运用大脑勇士的方法和技巧，共同组建了一支致力于改变大脑与身体健康状况的队伍。两人一起设计并主持了三个全国性的电视节目《治愈注意力缺陷障碍》（*Healing ADD*）、《奥姆尼健康革命》（*The Omni Health Revolution*）和《大脑勇士》，还一起经营亚蒙诊所。亚蒙博士专注于神经层面，塔娜则担任营养顾问和教练，同大家分享健康饮食窍门和健康的生活方式。

亚蒙夫妇共同的心愿是：让更多的人关注健康，加入大脑勇士的行列。

作者演讲洽谈，请联系
speech@cheerspublishing.com

更多相关资讯，请关注

湛庐文化微信订阅号

湛庐文化 Cheers Publishing a mindstyle business 与思想有关 · 特别制作

亚蒙脑健康系列

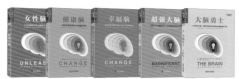

幸福脑

CHANGE
YOUR **BRAIN**

CHANGE
YOUR **LIFE**

[美] 丹尼尔·亚蒙

（Daniel G. Amen）◎ 著

谭洁清 ◎ 译

浙江人民出版社
ZHEJIANG PEOPLE'S PUBLISHING HOUSE

善待大脑，改变人生

　　大脑，是人类灵魂得以寄托的硬件设备。正因为有大脑这样的硬件设备，人类才能成为真正意义上的人类。只有你的大脑工作运行状态正常，你才能表现出自己希望中的样子，才能成为自己想要成为的人。大脑的工作状态决定了你能否开心愉快、能否有效地工作、能否很好地和他人相处。

　　我从事脑成像工作已经有 10 年之久，使用的是一种核医学成像技术 SPECT，它的全称是单光子发射计算机断层成像技术。当我们集中注意力、开怀大笑、歌唱、哭泣、想象以及进行其他各种各样的认知活动时，这种扫描技术可以真实地反映出脑区被激活的情况。

　　经过十几年的科学研究和观察了超过 5 000 例的脑成像图片，大脑展示出的功能给我上了一课。如果没有正常的脑功能，人们在生活的各个方面，无论是人际关系、工作、学业，还是对自身的认识和感受，甚至是对上帝的感悟方面都很难有所成就。研究人类的大脑是我有生以来面临的最大挑战。1993 年，当我第一次在一个医学会议的演讲中介绍我所做的工作时，遭到了很多同行的批评。这让我很烦恼，但是我并没有放弃自己的事业，我决定保持低调。就在这时，9 岁的安德鲁来到了我的诊所。

　　对我来说，安德鲁是一个非常特别的孩子，因为他既是我的教子，又是我的侄子。他原本是一个活泼好动的孩子，但是后来他的性格发生了变化。在出现问题一年半之后，他以病人的身份来到了我的诊所。性格改变之后的安德鲁变得非常抑郁，有时会爆发严重的攻击性，会向他的母亲流露出严重的自杀和杀人的想法。这对于一个 9 岁的孩子来说是非常不正常的。他曾画过一幅画，画的是吊死在树上的自己。他还画过自己用枪射杀其他小朋友的场景。直到他在棒球场无缘无故地袭击了一个小女孩之后，他的母亲才在半夜哭着拨通了我的电话。我便让她带着安德鲁来见我。第二天安德鲁的父母带着他驱车 8 个小时，从加利福尼亚州南部直接来到了我的诊所。

见到安德鲁的父母和安德鲁本人之后，我就知道肯定有什么地方不对劲儿了。我从来没见过安德鲁如此愤怒或者悲伤，对于自己的行为他也无法给出任何解释。他表示自己没有受过任何形式的虐待，也没有其他小朋友欺负他；他的家庭没有任何严重的精神疾病史；他也没有受到过任何头部的创伤。和普通的临床治疗不太一样，对于安德鲁的情况我有着第一手的资料。我知道他的家庭环境非常好，安德鲁的父母都是充满爱心、关心他人、快乐友善的好人。那么安德鲁到底怎么了？

我的大部分同行肯定会给安德鲁开一些药物，同时建议他接受心理治疗。而我想看一看安德鲁的脑成像结果。我想知道，我们需要处理的究竟是一个什么样的问题。不过，同行们的敌对意见也不停地涌上我的心头，也许安德鲁的行为表现并不是单纯的心理问题，而是还有其他原因：也许他的家庭有不为人知的秘密；也许因为安德鲁的哥哥学业和体育都很棒，是一个"完美"的孩子，所以他才会这样；也许安德鲁是想让自己显得更有力量，所以通过这些行为来让自己更有控制感。就在这时，一个理性的声音说：一个 9 岁的孩子，正常情况下是想不到自杀或者杀人的。所以我必须先对他进行脑成像检查。如果脑成像检查结果没有问题，那么我们再深入分析他情绪问题背后的原因也不迟。

我带着安德鲁到了脑成像中心，并且在整个检查过程中一直握着他的手。安德鲁坐在椅子上，技术人员将一个小静脉注射针头扎入了他的手臂。几分钟之后，安全剂量的放射性物质已经注射进安德鲁的体内，而他则一直在用笔记本电脑玩着一个需要集中注意力的游戏。过了一会儿，我们拔出针头，让他爬上脑成像台，仰面躺下。扫描仪缓缓绕着他的头部旋转了 15 分钟。当他的脑成像结果出现在电脑屏幕上的时候，我的第一反应就是，扫描仪是不是出了什么问题？从扫描结果看，安德鲁居然没有左侧颞叶！我迅速检查了整个扫描过程，确认了这个结果是可靠的。安德鲁左侧颞叶的活动确实消失了（见图 I -1）。这是脑部囊肿、肿瘤，还是脑中风造成的呢？这个结果把我吓坏了，但却为他的攻击性行为找到了原因。

很多研究结果都表明，左侧颞叶功能的损伤会导致攻击性想法和行为的出现。第二天，我带着安德鲁进行了磁共振成像的检查，因为这种检查可以获得清晰的解剖结构像，检查发现他的头部出现了囊肿，这是一种充满液体的囊包。这个囊肿大约有一个高尔夫球大小，占据了左侧颞叶原本的空间。我知道，这个囊肿必须切除，然而，找手术医生的过程却费尽周折。

我当天就联系了安德鲁的儿科医生，通知他我发现的临床情况。希望他能找到最好的医生为安德鲁摘除脑中的玩意儿。他联系了三位小儿神经病学家，结果这三位医生都不建议对安德鲁进行手术，除非安德鲁出现了"真实的症状"。当安德鲁的儿科医生将这些意见转述给我的时候，我非常愤怒。真实的症状！这个孩子想杀人，还想自杀，他已经无法控制自己的行为并且攻击他人了！我联系了旧金山的一位小儿神经病学家，他重复了同样的说辞。我又联系了一位在哈佛医学院的朋友，她也是一名小儿神经病学家，她又重复了同样的话，她甚至用了同样的字眼："真实的症状"。我立刻打断了她的话，问她安德鲁现在的这些症状有哪儿不够真实了。"哦，亚蒙博士，"这位神经病学家回答说，"我说的'真实的症状'指的是出现了癫痫症状或者语言障碍。"

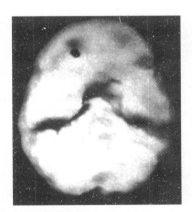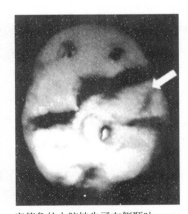

正常个体的大脑　　　　　　　　安德鲁的大脑缺失了左侧颞叶

图 I-1　安德鲁的大脑3D成像图

我相当诧异。不过，无论如何，我不能眼睁睁看着这个孩子把自己或者别人杀死。我又打电话给加州大学洛杉矶分校的小儿神经外科专家约格·拉札瑞夫，并且向他讲述了安德鲁的情况。他对我说，他已经做过 3 例摘除小儿颞叶囊肿的手术，而这些孩子都有过攻击性的行为。他也在怀疑，两者之间存在着某种联系。谢天谢地，在对安德鲁进行了一番评估之后，拉札瑞夫医生决定帮他摘除这个囊肿。

当安德鲁从手术台上醒来之后，他朝自己的母亲露出了微笑。这是他近一年来第一次笑。那些充斥着攻击性的想法离他远去了，他的脾气和性格也变回了7岁之前的可爱善良。安德鲁是幸运的。在他的行为出现异常的时候，有爱他的人注意到了他大脑中出现的问题。这次经历深深地印在了我心里，有了这次的经历，我决定分享我的脑成像研究成果，不去在意那些对我的理论的批判。像安德鲁这样的儿童、青少年以及成人患者太多了，显然，他们的大脑功能存在异常，却被社会贴上了坏人的标签。

本书将告诉你，人类的行为远比那些社会给我们贴上，并让我们深信不疑的标签要复杂得多。将一些人的不良行为归因于坏的品质实在是武断之举，因为他们这么做很可能是因为没有别的选择，他们的大脑在生理上的异常使他们不得不这么做。很多时候人们无法表现得充满爱心、勤奋、快乐、平静、孝顺或和善，并不是因为他们不想这样，而是他们的大脑出现了某种问题让他们不能这样，而这些问题很可能是可以治愈的。

并非每个科学家都会赞同本书的观点，但是我想强调几点。首先，本书提供的所有信息都来自大量的临床和研究经验。据我所知，亚蒙诊所脑成像科室的脑成像技术在世界上都是名列前茅的，在医学领域，临床经验是最好的老师。其次，我们很荣幸可以与核医学物理学家杰克·帕蒂博士一起工作，他对于将自己的知识应用于精神病学领域怀有极大的热情。再次，我们拥有全世界最先进、最尖端的脑成像设备，这比以往的脑成像结果能提供更多的信息。

本书的目的并不是要读者们去医院做一次脑成像扫描。你不需要脑扫描就能从本书中获益。实际上，我写作本书的目的是通过展示脑成像结果，从更广阔的视野解释人类的行为，包括各种异常和正常的行为。通过这些脑成像结果，我们可以发现，很多在过去一直被认为是精神病性质的问题——比如抑郁、惊恐障碍、注意力缺陷障碍等，实际上都是一些生理学问题，并可以结合传统的心理学和社会学方法通过药物进行治疗。

我希望这些有关大脑如何工作的新观点能使你对自己以及他人的情感和行为有更深入的理解。此外，我还希望你能通过使用本书中介绍的、针对各个脑区的治疗方法优化大脑的功能模式，希望你能拥有更美好的人生。

第二部分 远离大脑污染源，挑战人生失败面

你知道生活中有哪些不良的用脑习惯吗?

好生活来自好大脑!

扫码下载"湛庐阅读"APP,

搜索"幸福脑",

获取让大脑更健康的 99 条善意提醒,

拥有更幸福的人生吧!

大脑决定幸福人生

大脑不生病，人生更美好

当我开始从事脑成像研究的时候，首先想做的就是扫描自己的脑部，这并不是一件轻松的事情。尽管到现在为止，我在很多方面都做得不错，也算有所成就，但是扫描大脑让我特别焦虑：如果我的脑子真有点儿什么毛病怎么办？如果我的扫描结果显示我的脑部活动模式和杀人犯一样，我该怎么办？如果这次扫描研究没有任何结果，我又该怎么办？在结束我的大脑扫描之后，我觉得自己像赤身裸体一样，尤其是当我的大脑激活图在电脑屏幕上显示出来，以供我的同事们观赏的时候。那一刹那，我宁愿让他们看到我没穿衣服，也不愿让他们看到我没有头骨遮掩的大脑。直到发现了某个现象的时候，我才从这种窘困中解脱。我发现，几乎在我所有的脑成像结果中，都有一个区域表现出了过度的激活，这个区域看上去就像是挂在圣诞树上的红色小灯，它位于我大脑的右侧基底神经节①。从激活结果上看，我的这个脑区显然是在拼命地工作着。接下来值得注意的是，我的母亲（她经常会有点儿焦虑）和我的阿姨（她被诊断出患有急性焦虑症）的脑成像结果，都显示出了和我一样的神经活动模式，即

---

① 一个位于大脑深处的神经结构，控制着躯体的焦虑水平。

上述的右侧基底神经节过度激活。这个结果正如我们之前发现的那样，焦虑通常会在家庭中传播。

这个看上去像圣诞树上小灯的区域的发现，对我来说真是意义重大。仔细想来，虽然我并没有患上焦虑症，但我这辈子确实一直在和各种各样的焦虑进行着斗争。我经常会咬自己的手指甲，当感觉焦虑的时候，我咬得更厉害。在结束对患者的治疗之后，我总是不好意思开口去向患者们要诊疗费。

我还不喜欢和别人争论。这一点儿都不奇怪，因为对于一个基底神经节存在问题的人来说，他们会试图回避一切可能导致那些不良感受（例如焦虑）出现的情况。对争论的回避带来了很多消极的影响。后来我发现了自己右侧基底神经节过度激活的问题，终于明白这是由遗传性神经活动模式导致的问题（我的母亲和阿姨都有同样的模式）。理解这些有助于我开发并使用基底神经节治疗方法，并以此克服这种大脑生理活动模式给我带来的种种焦虑（见图1-1）。

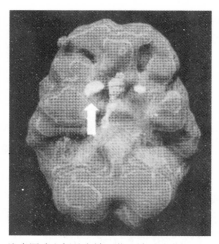

注意图片左侧基底神经节区域活动增加

图1-1　亚蒙博士受到焦虑症影响的大脑底部活动3D图

脑神经活动模式对人类行为的影响有时会比较轻微，而有时则非常明显而且严重。接下来我将介绍4个案例，并通过这些案例说明脑部活动模式与外显的行为之间的联系。

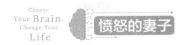

Change
Your Brain,
Change Your
Life

愤怒的妻子

米歇尔是一名 35 岁的护士，她曾抛弃她的丈夫，离家出走 3 次，每次都在她经期开始前的 10 天以内。到了第三次的时候，她仅仅因为和丈夫在意见上的一点点分歧，就变得易激惹、愤怒。这种愤怒的情绪愈演愈烈，最后她还拿着刀子要去捅她的丈夫。在这次事件发生的第二天，米歇尔的丈夫联系到我，并希望我能给予一些专业的帮助。我第一次见到米歇尔的时候，已经是她的经期开始的几天之后，她和丈夫的矛盾也已经缓和了许多。她的坏脾气一般会在经期开始后的第三天结束。在我的办公室里，她完全就是一位温柔贤淑、轻声细语的女士。实在难以想象，同一个人会在几天前在家拿着一把切肉剔骨的刀追着丈夫打打杀杀。鉴于她的症状非常严重，我决定给她做两次脑成像检查。第一次的时间选在她下一次经期开始前的第 4 天，那是她脾气最坏的时候；第二次选在首次检查的 11 天后，那是她情绪最冷静安定的时候。

我和我的同事们在之前的研究中曾经注意到，大脑左半球的活动异常可能会使人易怒，甚至有暴力倾向。我们对比了米歇尔两次的检查结果（见图 1-2）。在经期开始前的成像结果中，我们看到米歇尔接近大脑中央部位的深层边缘系统① 明显表现出了过度激活，这种过度激活在左半球表现得更为突出。一般来说，深层边缘系统在左右半球两侧激活水平的不对称往往和临床上的抑郁或易激惹相关。然而，11 天之后，当米歇尔情绪稳定并进行第二次脑成像检查的时候，结果显示，这个时候她深层边缘系统的激活程度是完全正常的。

虽然很多人质疑经前期综合征（premenstrual syndrome, PMS）的存在，但是研究表明，这种病是确实存在的。有很多女性确实患了这种病。她们大脑中的化学物质反复交替地变化着，导致她们产生了一些连自己都控制不了的行为。在深层边缘系统中存在着大量的雌激素受体，这使深层边缘系统对雌激素分泌

———————————
① 这是一种复杂的控制情绪的神经结构。

水平的变化非常敏感。对于女性来说,雌激素的分泌水平会在青春期初潮来临前、刚生育时和绝经期发生较大的变化。

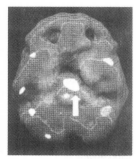
经期开始前4天,注意深层边缘系统活动增加(箭头所示)

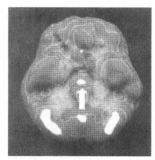
经期开始后7天,注意深层边缘系统的活动已经趋于正常(箭头所示)

图1-2　米歇尔受到经前期综合征影响的大脑3D成像图

雌激素分泌水平的变化有时会导致一些非常戏剧性的身体反应。对于像米歇尔这样的女性来说,经前期综合征可能导致了一些不好甚至危险的结果。因此,我们必须重视这种病症。像米歇尔和她丈夫这样的情况,我在其他一些前来求助的夫妇身上也见到过。在女方情绪正常的时候两个人过得好好的,可是到了女方发作的时候,两个人就开始打架或者谁也不理谁。

对于患有周期性心境障碍(比如躁狂抑郁症)的患者,我一般会给他们开一种叫双丙戊酸钠缓释片①的药物。因为在米歇尔的脑成像结果中我们看到了深层边缘系统左侧半球的过度激活②,我也给她开了双丙戊酸钠缓释片来进行治疗。这种药物对她的症状起到了非常好的治疗效果,她的情绪变得非常温和。在坚持服药 9 个月之后,我们开始尝试停药,但是她的症状在停药后立刻复发了。她的丈夫和朋友们在她复发后急忙找到我,请我接着给她开药。双丙戊酸钠缓释片往往会在坚持服用两年后产生效果,米歇尔也一样。在经过长达两年的药物治疗后,她最终停了药,并且不再复发了。

---

① 这种药又叫双丙戊酸钠,用于治疗癫痫发作。
② 这种激活异常通常会在周期性心境障碍患者的脑成像结果中出现。

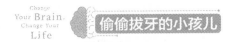

Change
Your Brain,
Change Your
Life

偷偷拔牙的小孩儿

　　布赖恩是一个 6 岁的小朋友，第一次掉牙的时候，他兴奋得要命。他把掉下来的牙齿放在一个精致的小袋子里，然后把小袋子压在了枕头下面，因为他听说这样会出现"牙仙"。到了第二天早上，他欣喜若狂地发现装牙齿的袋子里果然多了一枚一美元的硬币。接下来的一整天，他都在想啊想啊想啊，想着神奇的牙仙。他高兴坏了，于是放学之后又偷偷地拔了一颗牙。布赖恩的母亲虽然有些惊讶，但还是再次为他上演了"牙仙"的故事。结果，两天之后，布赖恩第三次拔掉了自己的牙。这次他的妈妈开始担心着急了，因为她看见布赖恩狠狠地摇晃和拽着自己的牙，最终拔下了一颗本来长得好好的、没有松动的牙齿。她只好对布赖恩说，如果自己强行拔出牙齿，牙仙是不会出现的。她还要求布赖恩不要再拔自己的牙齿了。当天夜里，布赖恩的妈妈没有往小袋子里放一美元的硬币。然而，在接下来的一个月里，布赖恩始终无法从牙仙的故事中走出来，他对此念念不忘，以至于又陆续地拔掉了三颗牙齿。最终，布赖恩的母亲带着他找到了我，希望能够找到解决这个问题的方法。

　　我了解到，布赖恩的家族有酗酒、抑郁症和强迫症的病史。布赖恩已经尝试了行为疗法，但是没有奏效。而且，布赖恩在学校里面的表现也不是很好。他的老师批评他"脑子经常就不知道在想什么"，而不能把注意力放到课堂上来。在进行了几个月的心理治疗后，他的症状依然没出现好转，于是我决定看他的脑成像结果，以便对他的脑功能活动模式有更好的了解。成像结果发现，布赖恩额叶的中上部（扣带回区域）出现了显著的激活（见图 1-3）。大脑的这个部位主要负责转移注意力，它使我们的注意力能从一件事情上转移到另一件事情上。当这个脑区过度激活的时候，我们就会变得爱钻牛角尖，"卡在"某个想法或某种行为上面。考虑到布赖恩的这个脑区出现了过度的激活，我给他开了小剂量的舍曲林 ①。过了三四周之后，布赖恩拔牙的癖好终于消失了，课堂上也更

---

① 一种用以治疗强迫、抑郁的药物，可以抑制扣带回脑区的激活水平。

聚精会神了。

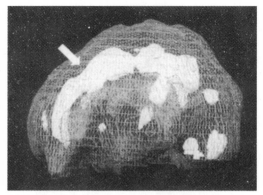

注意扣带回活动出现了显著增强（箭头所示）

图1-3　布赖恩的大脑3D成像图

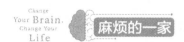 **麻烦的一家**

　　本特利一家找到我是因为两个孩子在学校的表现有些问题。10岁大的温迪在班上总是讲话太多，无法完成作业，而且总是分心。7岁大的查尔斯总是不好好地在座位上坐着，喜欢和其他男生打架，组织纪律性差，总是找麻烦。这两个孩子都被诊断患有注意力缺陷障碍①。这是一种会遗传的神经生物学病症，美国大约有5%的儿童患有这种疾病。治疗师对本特利一家进行了心理辅导，学校老师也参与其中。他们开了相应的药物给孩子服用，两位家长还参加了一个培训班，学习如何更好地与患有这种疾病的孩子交流和相处。

　　大约过了三四周，在温迪身上表现出了不错的治疗效果。查尔斯则不同。他的那些异常表现仍然存在。经过几次单独会谈之后，我发现他处于很严重的压力之下。虽然他的父母对我说他们夫妇关系很好，但是他们其

---

① 注意力缺陷障碍（Attention Deficit Disorder，ADD）：症状有不能集中注意力、过动及冲动。——编者注

实每天晚上都吵架，查尔斯非常担心自己的父母会离婚。查尔斯向我讲述了那些他看到的争吵、听到的摔门声以及父母讨论离婚的情景。他说："我总是担心他们要离婚，所以根本写不下去作业。"我把这些情况告诉了他的父母，并和他们讨论了一番。他们承认彼此的关系确实比较紧张，但是他们之前没有意识到自己的婚姻问题与孩子行为的异常之间存在因果关系，更没意识到他们两个人的关系让查尔斯那么痛苦。最终，他们同意每周进行一次婚姻方面的心理咨询。

在我的办公室里有两张长沙发，我能根据一对夫妇坐在沙发上的位置判断很多事情。如果两个人坐在同一张沙发上，说明这两个人存在相互亲近、改善关系的意愿；如果两个人分坐两张不同的沙发，说明这种意愿没那么强烈。本特利夫妇分别坐到了两张沙发的远离对方的一边。他们的咨询过程完全和"愉快"不相干。两个人之间火药味比任何来我这儿做咨询的夫妇都浓得多。在将近9个月的治疗过程中，他们每次治疗时都吵着要离婚，每天晚上他们也要吵架打架。我都开始奇怪为什么这两个人还会在一起了。

由于我也没有什么清晰有效的策略和办法，所以一次次的咨询会谈都是同样的模式。他们首先会谈一谈过去一周内痛苦的争吵，然后贝齐会提出他们存在的某个问题，然后一遍一遍地讲。她会记得自己与鲍勃及其他人多年以前发生的矛盾和愤怒，并且还能立刻发作。而鲍勃则完全相反，他对这些事情似乎从来就不关心，也不注意。每次当贝齐开始说的时候，他就会看别的地方，好像他根本不在，去了某个遥远的地方。如果他参与了谈话，往往也是讽刺和挖苦贝齐。我觉得他就像一个肇事逃逸的司机：自己惹了麻烦，然后一走了之。

在经历了9个月效果甚微的婚姻咨询之后，查尔斯的情况更糟了。有一天，我把他们叫到了我的办公室，并对他们说："看，你们两个都努力希望能解决关系中存在的问题，但是到了现在也都没有什么效果。你们在家里面的紧张关系对你们孩子的伤害太大了，尤其是对查尔斯。到了现在这个分儿上，你们要么离婚，这样还能让自己和孩子们都清净一下，要么就让我扫描一下你们的大脑，看看你们婚姻中的问题是不是由于生物学层面的原因导致的。"他们两个同意了后一个提议。

_____

因为已经有了长达9个月的婚姻咨询经验，所以当我看到他们大脑成像结果的时候，就立刻想到了结果的临床意义（见图1-4）。实际上，我因为自己没早点儿想到给他们做脑成像检查而有点儿生气。从成像结果上看，贝齐的扣带回表现出了非常明显的过度激活，这导致她的注意力转移存在一定的障碍，而这种注意力转移上的障碍会导致她总是固执地执着于某一件事情或某一个想法。她的大脑激活模式决定了她总是反复纠结同一件事情，而鲍勃的激活结果则完全不同。在静息状态下，他的大脑表现得很正常，而当他开始集中注意力的时候，大脑的额叶部分却完全没有激活反应（见图1-5）。可是，在人们集中注意力的时候，额叶区域的激活程度应该变强。所以他在注意力集中上存在问题，也很难把注意力放到贝齐身上，或者说，他越是想关注贝齐，反而越没法把注意力集中到贝齐身上。他只能用反其道而行之的方法来让自己的大脑工作起来。鲍勃行为上的症状和他的大脑成像结果很明显地说明，他和他的孩子们一样都患有注意力缺陷障碍。这一点儿都不奇怪，因为注意力缺陷障碍往往是遗传性的。

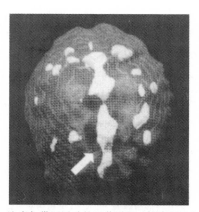

注意扣带回活动的显著增强（箭头所示）

图1-4　贝齐过分注意的大脑顶-底面3D成像图

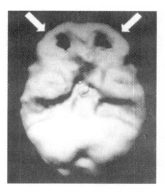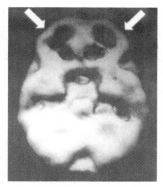

静息状态：注意前额叶活动情况
良好（箭头所示）

在集中注意力的状态下：注意前
额叶活动显著下降

图1-5　鲍勃受到注意力缺陷障碍影响的大脑立体成像图

　　了解了他们的大脑成像结果之后，我总算是搞清楚了这对夫妇的问题，起码生物学层面上的问题是清楚了。在接下来的治疗之中，我需要从大脑生理学层面进行治疗，才能解决他们关系中的问题。我给贝齐的处方是百忧解（氟西汀）。百忧解的功效和之前提到的舍曲林类似，它可以降低扣带回的激活程度，使人们能够顺利地在各种想法之间转移自己的注意力，从而不会执着于某些单一想法。在我看来，这类药物就像让大脑可以自由变换想法的"润滑剂"。我给鲍勃的处方是利他林，这是一种神经兴奋性药物，可以帮助有注意力缺陷障碍的儿童和成年人集中注意力，关注眼前的工作和任务，并减少冲动。我相信，肯定有人会对在婚姻咨询中使用药物治疗表示反对，但是对这对夫妇来说，使用药物治疗显然是非常有必要的。

　　服药三周之后，这对夫妇的关系发生了惊人的转变。首先，他们开始坐在同一张沙发上面了，还靠得非常近；其次，我注意到贝齐把她的手放在了鲍勃的腿上，这是一个非常有希望的信号。他们也告诉我，药物对他们的影响非常大：贝齐不再整天就小事情唠唠叨叨了，也不去想过去的那些事情了；而鲍勃则更关注贝齐了。家里争吵打闹减少了，鲍勃变得更加体贴。更让我高兴的是，随着他们大脑生理层面问题的逐渐好转，婚姻咨询效果也变得越来越好了。他们现在每天都有固定的相处时间，会一起商量如何教育孩子，也重新开始性生活了。

随着两人关系的好转，查尔斯的情况也好了很多。这让我不禁感叹，有多少以离婚终结或者垂死挣扎的不幸婚姻，是由于参与亲密关系所需的大脑脑区激活模式异常导致的啊！稍后，我会用一整章的内容介绍婚姻关系与大脑活动的关联。

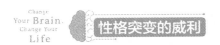

性格突变的威利

威利是那种和任何人关系都不错的小伙子。他是一个拿了奖学金的大学生，前途一片光明。一次车祸中，他的车撞上了护栏，而他的头撞上了车的仪表盘。虽然当时头晕目眩，但是第二天他就觉得一切正常了。三个月之后的某天，为了避免撞到一条冲到公路上的狗而猛打方向盘的威利又经历了一次车祸。这一回，他的头狠狠地撞到了挡风玻璃上，然后他被送到了急诊室。检查一番之后，医生告诉威利他没有什么严重的问题，仅仅有一些轻微的脑震荡。然而，在接下来的几个月里，威利发现这个"轻微脑震荡"对自己的影响一点儿都不轻微，反而对他的生活造成了严重的破坏。他发现虽然自己平时仍然友好和善，但总容易在一些琐碎的事情上突然失去耐心，然后大发脾气。他的整个心态和风度都变了。以前可以忍耐的事情，现在开始变得容易让他生气了；以前能够友好冷静面对的场合，现在的他总是会愤怒地发火。这种易激惹、容易发火的坏脾气使家人、朋友都开始疏远他了。

威利的怒火终于降临到了大学室友的身上，滑稽的是，整件事情的导火线居然是食物。不知什么原因，威利的胃口变得特别好。仅仅三个月的时间，他就胖了63斤，而且他整天都觉得很饿。只要房子里有一点点食物，他就想吃掉。后来，他的室友终于受不了了，因为他总是把什么东西都给吃光了。于是室友不允许威利吃别人买的食物了。这么一来，威利觉得室友是要把食物从他身边夺走，成心和自己作对，故意饿他，让他心里不好受。对这个想从他嘴里抢食的室友，威利脑子里面充满了各种消极、偏执的念头。他觉得，唯一能从被人伤害中脱身的方法就是先去伤害对方，先下手为强。所以，在某个下午，他拿着一把巨大的切肉刀和一把杀猪刀站在门边，等着室友回来。"那个家伙马上就要彻底完蛋了。"威利事后这么对我描述当时的场景。

值得庆幸的是，虽然威利已经沉浸在这些偏执的想法之中，但脑子里还存有一丝清醒和理智。他能看到自己当时的样子——手持凶器，躲在门后。他终于意识到自己行为失控了，而且必须要在铸成大错之前阻止当前的所作所为。他立刻拿起电话向一个朋友求救，那个朋友给了他我的电话。于是，一场即刻就要发生的惨案及时避免了。

————————————

威利向我讲述了之前的两次车祸，还向我讲述了自身的巨大变化。我听了之后，立刻就意识到了问题所在，并决定给他做一次脑成像检查。正如我所预料的，成像结果显示了一些脑区的异常（见图1-6）。首先是左侧颞叶，该区域的功能异常往往和偏执、暴力有关；其次是额叶的中上部位（扣带回区域），和之前讲述的几个案例一样，这个区域和注意力的转移有关。这个脑区的正常活动能够让我们的注意力自由灵活地从一件事情转移到另一件事情。如果该脑区过度激活，那么人就会执着于某个想法。呈现在我面前的脑成像结果清晰地向我讲述了威利的人格发生了众多转变的原因。

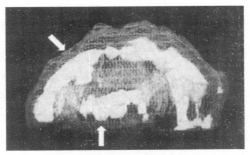

注意扣带回和左侧颞叶活动的显著增强（箭头所示）

图1-6 威利受到头部创伤影响的大脑3D成像图

接下来的事情就非常明确了。我给他开了一些可以缓解症状的处方：一些抗癫痫的药物以应对颞叶的异常，一些抗强迫和抗抑郁的药物来帮助他从那些消极想法中解脱出来。过了一段时间，威利的幽默感又回来了，和亲朋好友的关系也改善了。在我写这个故事的时候，距离他的车祸已经 6 年了。现在，他绝对是你见过的最和善友好的人，这是对他头部外伤引发的神经问题进行药物治疗的结果。

大脑，是人类各种感受和行为的基础。比较激进地讲，你的大脑决定了你体验到的世界。一切行为的起点和终点都是你的大脑。大脑的工作状态，决定了人们的生活质量，比如你是否开心，你和他人能否友好相处，你在专业领域能够做出多大的成绩，等等。大脑的活动影响了我们的幸福感，大脑的激活模式还决定了我们会是什么样的丈夫或妻子，决定了我们在学校是否会挂科留级，决定了我们对孩子会不会过于严厉，决定了我们为达到目标会有多大的决心和努力。

大多数人当然不会像治疗前的威利或生理期中的米歇尔那么暴躁。我们不会动辄抄起切肉刀去对付那些让我们生气的人。绝大多数人都是温柔、和善、理智的，我们希望能和他人建立良好的关系，并且在日常生活中取得成就。当我们的大脑活动正常、和谐的时候，我们确实可以做到这些事。然而，一旦当我们的行为出现反常，就很可能是我们身体的中央处理器，即大脑出现了某种异常。

然而，很多心理治疗的专业人士缺乏大脑运作方式的最前沿知识。他们还会认为患者的行为问题主要是由于环境或者条件化作用造成的，而不会考虑大脑生理层面的异常活动这一因素。以威利为例，如果是传统的心理治疗师，很可能会和他讨论儿时排便练习的问题，这样的话，就算讨论几年也解决不了问题。我认为，在心理治疗的过程中需要有全面思考的概念。在确定对患者的治疗方案之前，综合考虑大脑生理层面的问题和其他的因素，比如应激、条件化作用等，是非常必要的。

在接下来的章节里，我会分别介绍 5 个不同区域的大脑神经系统。了解这些脑区神经系统的功能，能帮助你从一个全新的角度去理解自己和他人。

Change Your Brain, Change Your Life

第一部分

善待 5 大脑区，获得幸福人生

The Breakthrough Program for
Conquering Anxiety, Depression,
Obsessiveness, Lack of Focus, Anger,
and Memory Problems

Change

Your Brain,

Change Your

Life

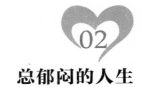

1号脑区：深层边缘系统——情绪过滤器

● 设定心理的情绪基调

● 通过内在心理过滤外部事件（制造情感色彩）

● 评估事件的重要程度

● 存储高度情绪化的记忆

● 调整内部动机

● 控制食欲和睡眠状态

● 增强亲密度

● 直接加工嗅觉

● 调节性欲

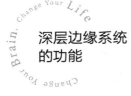

**深层边缘系统
的功能**

深层边缘系统位于大脑中靠近中央的位置（见图2-1）。虽然它只有胡桃核般大小，但是却集聚了各种各样的功能，这些功能与人类的行为和生存息息相关。[①] 进化论的观点认为，这是哺乳动物大脑中相对"古老"的部分，它能使动物感受和表达情绪。更古老的"爬行脑"只是刻板地听命于脑干发出的指令，而边缘系统结构的出现使得动物们得以解脱。之后，更高级的动物进化出了大脑皮层，尤其是人类，这使得我们拥有了更多的能力，比如解决问题、计划、组织和逻辑推理等。但是为了让这些能力影响世界，人类还需要有各种激情、情绪和希望事情发生的意愿。于是，深层边缘系统就提供了情绪这一调味剂，使你可以按照自己的意愿产生积极或消极的情绪。

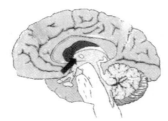
深层边缘系统侧面图

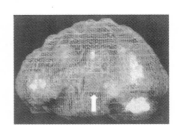
侧面3D图

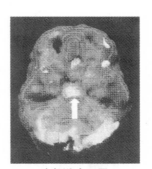
底部活动3D图
图2-1　深层边缘系统

---

① 这里我使用"深层边缘系统"的概念来区别于传统意义上的"边缘系统"。通常我们所说的边缘系统包括扣带回和深层颞叶部分，这些结构的机制我们将在随后的章节中分别讲述。在这里，我们对"深层边缘系统"的定义包括丘脑结构、下丘脑和直接相连的周围结构。在本书中我简化了大脑的5个系统。实际上，所有的系统都远比我们介绍得要复杂，而且它们彼此交错。但是在临床上，我们发现这种简单化的区分对于解释临床观察到的行为非常有效。

这一部分脑区会为你设定情绪的基调。当深层边缘系统激活水平较低的时候，我们常常会有积极、溢满希望的心理状态。而当它被激活，或者过度激活时，消极的情绪就会占主导。起初，这个研究结果让我和很多的同事们都感到非常震惊。我们原来认为，情绪控制脑区的高度激活关乎所有情绪的提升，而不单单是消极的情绪。但是我们注意到，这个区域每次呈现出过度激活时，总是伴随着患者的抑郁和消极的状态。这些结果向我们表明，当深层边缘系统被激活时，就会给我们带来痛苦的情绪阴影。其他的一些实验室对抑郁症的最新研究成果也支持了上述的结论。

　　深层边缘系统产生的情绪阴影将会成为你认知日常生活事件时的过滤器，或者说给你戴上了有色眼镜。它会根据你的情绪状态为生活中的琐事涂抹上不同的色彩。当你悲伤的时候，即深层边缘系统出现过度激活时，你会用消极过滤器来解释中性的事件。比如，你正在和某个人交谈，谈话的内容可能是中性的，甚至是令人愉快的，但是假如对方的深层边缘系统处于过度激活状态，或者说是被"设定为消极状态"时，他仍然可能把这次交谈的内容解释成消极的。而当这部分脑区"冷静下来"，或者说功能正常的时候，我们才更可能对事件做出中性或者积极的解释。为生活事件贴上情绪标签对人类的生存是至关重要的。我们对生活中某类事件的评价能够驱使我们开展行动（比如追求异性配偶）或者躲避某种危险（比如避开曾经伤害过我们的人）。

　　我们在上一章中讨论过的经前期综合征就是一个可以用来解释情绪阴影原理的经典例子。经前期综合征患者在月经开始前 5 ~ 10 天内，会出现深层边缘系统的过度激活。随着荷尔蒙激素的降低，该神经系统的功能还会变得越来越活跃。深层边缘系统的这种状态将会给生活事件蒙上一层消极色彩。我朋友的妻子患了相当严重的经前期综合征。他告诉我，在月经周期结束后的第一周，妻子望向他的眼神总是溢满了爱和激情，仿佛不论他做什么都是正确的，这时的她显得深情款款、爱意浓浓。而等到她月经开始前的 10 天，所有的一切发生了戏剧性的变化，她变得不愿意被接触。我的朋友描述说，他的妻子在那时会表现出一副"完全陌生的模样"，脸上总是挂着不悦之色和"别烦我"的表情。不管他做什么事情，好像都不合她的心意。她看待大部分事情的时候，都会带着消极的情绪色彩。然后，在她经期结束之后几天，她又会恢复到积极、深情和充满热情的状态。

一些研究还表明，深层边缘系统（包括深层颞叶的部分）负责对高度情绪化的记忆进行存储。这些情绪化的信息既包含积极的情绪，也包含消极的情绪。如果你曾经因为某些严重的事故而受伤，比如车祸或者目睹自己家的房屋被烧毁，抑或你曾经被父母或配偶虐待，那么这些记忆中的情绪会储存在大脑的深层边缘系统当中。同样，如果你中了彩票，或者是以优异的成绩毕业，抑或目睹自己孩子的诞生，那么这些情绪性的记忆也会被储存在那里。我们所有的情绪记忆经验在某种程度上决定了我们心理状态的情绪基调。我们经历的稳定、积极事件越多，就越容易感到愉快；反之，我们生活中受到的创伤越多，也会更容易被推向消极的情绪状态中去。并且，这些情绪性记忆能够直接作用于我们对日常生活事件的情绪性评价上。

深层边缘系统的功能还能对动机和内驱力产生影响。它会在每天早晨唤醒你，并且支撑你度过一天的时光。如果这部分脑区过度激活，那么在生活中我们就会表现出动机和内驱力不足，这种情况在抑郁症患者身上十分常见。深层边缘系统，尤其是下丘脑结构，控制着睡眠和食欲。健康的睡眠和食欲对维持正常的内部心理环境起到了基本作用。而边缘系统的异常往往会造成这两方面的失调。

深层边缘系统结构还与亲子关系以及人际社会关系有着密切的联系。当动物的深层边缘系统被损毁时，它们就无法和下一代建立良好的亲子关系。在针对老鼠的实验中我们发现，当母鼠的深层边缘系统结构被损毁之后，它就不会再给幼鼠哺乳和喂食，而是拖着它们在笼中乱走，仿佛这些幼鼠只是一些没有生命的物体。深层边缘系统影响我们和他人产生社会联系的机制，而社会关系的好坏又会影响你的情绪。人类是社会生物，和其他人建立起友好关系，有助于对我们自身和生活产生积极的态度。因此，这种建立社会关系的能力在决定情绪的基调和质量上起到了十分重要的作用。

深层边缘系统还会直接参与对嗅觉的加工。嗅觉系统是 5 大感觉系统中唯一能够直接从感受器官连接到大脑加工脑区的。其他感觉系统的信息（视觉、听觉、触觉和味觉）都必须通过一些神经系统"中转站"，才能把信息输送到加工这些信息的不同脑区。由于嗅觉信息是直接传到深层边缘系统的，因此气味能够对我们的情绪状态产生那么大的影响也不足为奇。那些总产值达到数十亿美元的香水和除臭剂产业都依赖于一个事实：美好的气味会带来愉快的情绪体验，并且能吸引旁人的注意；而糟糕的气味则会把人们从你身旁推走。

性吸引也与深层边缘系统紧密联系。拿破仑曾经写信给约瑟芬，要求她在自己出征回来前两周都不要洗澡。他希望她的体味能够更加浓郁一些，这能激发他的性欲。愉悦的性气味能够使深层边缘系统变得平静，并且能增强我们对爱的感受。深层边缘系统的过度激活则和抑郁症紧密相连，它常常会导致性欲减退。

在一位成年男性抑郁症患者身上，我进一步研究了这个现象。这位患者的脑扫描图像显示出了很高的深层边缘系统激活水平。性生活后一个小时内的扫描结果发现，他的深层边缘系统的激活水平显著降低了。性高潮是深层边缘系统的小范围发作，有利于释放或者缓解深层边缘系统的活动张力。

发生性行为时，双方大脑中的神经化学物质会发生改变，促使深层边缘系统产生情绪性连接。而同时，某些事情却在他们的可控范围之外，并在他们意识不到的维度悄悄发生了：不管是否符合他们的预期，性活动都增强了他们之间的情感联系。其中一方，往往是女性，一定会希望建立起依恋关系，而当一种随意的性关系结束时，她更易觉得受到了伤害。为什么这种事情经常会发生在女性身上呢？其中一个理由就是女性的深层边缘系统要比男性发达。因此，她们往往更容易建立这种情感连接。

这对女性来说有好有坏。由于深层边缘系统更加发达，所以女性能够更好地体验自身的情感，并且能更好地表达自己的情绪。她们和别人建立社交关系的能力更强，嗅觉也更加灵敏。但是，这也让女性更容易受到抑郁症的袭击，特别是在荷尔蒙激素水平发生大幅度变化的时期，比如青春期初期、经期开始前、生育之后以及绝经期。女性试图自杀的比例也是男性的三倍。

把情绪转换成生理反应。深层边缘系统，尤其是位于大脑底部的下丘脑负责将我们的情绪状态转化成生理上的感觉——放松或者紧张。下丘脑的前半部通过副交感神经系统传递冷静的信号；而下丘脑的后半部则通过交感神经系统传递刺激、恐惧的信号。当下丘脑的后半部受到刺激时，就会产生"战斗或逃跑"的反应模式，这是在我们受到威胁和惊吓时的直接反应。当你看到或者经历某种情绪或者生理上的威胁时，这种"直线反应"模式将会立刻启动：心跳加速，呼吸急促，血压升高，手脚冰凉，血液全部从末端集中到大肌肉群（为了战斗或逃跑），瞳孔放大（为了看得更清）。深层边缘系统把情绪转换成生理反应的能力强大而迅猛。外在的物理威胁或者内在的情绪威胁都能够激发这种能力。这部分脑区和前额叶皮层关系紧密，它是（深层边缘系统）处理情绪与（大脑皮层）理性思考、问题解决间的交换站。当深层边缘系统被激活时，情绪会占据主导地位；而当它冷静下来时，大脑皮层的激活就会增强。当前的研究结果表明，抑郁症和深层边缘系统的激活、前额叶活动水平的停滞（尤其是左侧前额叶）都有着密切的关系。

与郁闷人生相关的心理障碍

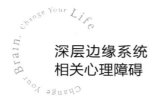

**深层边缘系统
相关心理障碍**

● 喜怒无常、易怒、临床抑郁症

● 消极思维增多

● 对事件的消极知觉

● 动机水平降低

● 泛滥的消极情绪

● 进食障碍和睡眠障碍

● 性欲减退或者明显提高

● 社会隔离

跟其他所有的系统一样，与深层边缘系统相关的心理障碍基本上都和它们的功能有关。你有没有见过总会从坏的角度看待事情的人？这种悲观主义很可能是深层边缘系统疾病造成的，正如前文提到的，当这部分脑区过度激活时，情绪过滤器会把一切都蒙上消极的色彩。而且，由于深层边缘系统会对动机产生影响，人们有时就会对生活和工作表现出一种"不在乎"的态度，因为他们没有精力去在乎。因为他们对事情结果不抱希望，所以也没有意志力完成那些事情。

由于负责睡眠和食欲的神经中枢也位于深层边缘系统，因此这部分神经系统的功能障碍会导致睡眠和食欲的增多或减少。比如，典型抑郁症患者会没有胃口，并且不管身体有多么疲倦都难以入睡；而非典型抑郁症患者的睡眠和食欲都会增强。

深层边缘系统自身的异常会带来三类心理障碍：人际关系障碍、情绪障碍和经前期综合征。

☀ 人际关系障碍

人际关系障碍和边缘系统有密切的联系。最基础的人际关系就是母婴关系。在孩子出生后，母亲的荷尔蒙水平会发生短暂的变化，虽然短暂，却仍会引发母亲边缘系统或者情绪问题。这种心理障碍表现得比较温和时，常常被称为"婴儿期忧伤"；而表现得比较严重时，就会被称为产后抑郁症或者精神疾病。患这类心理疾病的母亲，其大脑的深层边缘系统会异常活跃，继而在亲子关系的建立上就会表现出明显的障碍。母亲可能会在情感上回避婴儿，使孩子无法正常地发展。那些不能"健康成长"的婴儿，比如体重过低或者发育迟滞的婴儿，其背后常常有一个不愿建立情感联系的母亲。

在这类案例中，母亲深层边缘系统的异常活动会导致婴儿的生长发育障碍。而外界一些阻断人类社交关系的事件也会引发深层边缘系统的障碍。这会在人生的任何阶段发生，以下是三种最常见的例子。

死亡

父母、配偶或者孩子的死亡会给人们带来巨大的悲伤和痛苦。在这些家庭关系中，往往存在着非常紧密的神经化学联系，其中存储着大量的情绪记忆和体验。当这种关系被打破时，深层边缘系统的活动就被阻断了。很多经历过这种痛苦的人说，那种情感层面带来的疼痛和生理上的疼痛并无二致。心理上的痛苦往往会激活大脑的疼痛中枢，而疼痛中枢正位于深层边缘系统附近。

有意思的是，相较于那些和死者有着混乱、敌对或者令人失望的关系的人，和死者关系不错的人反而更容易缓解悲伤。出现这种现象的原因是，一段良好的关系往往和美好的记忆联系在一起，回忆和重拾这些记忆能够帮助人们恢复情绪；而和死者关系不好的人回想起这段关系时，他们会重新体验那些痛苦，他们还会希望找到自己和死者之间的问题，以治愈那些曾经发生过的创伤，可是已经没有机会了。他们对死者的内疚进而会影响他们恢复情绪的过程。堂娜就是个典型的例子。堂娜和她母亲关系非常糟糕，经常因为一些芝麻绿豆大的小事争吵。尽管如此，母亲去世的那年却是堂娜最难过的一年。她的丈夫无法理解为什么她会如此悲痛，因为他以前总是听到堂娜抱怨自己的母亲是如何自私和不关心她。他不了解，堂娜其实不仅仅哀悼母亲的逝去，她还哀悼母女之间重归于好的可能性，而那正是她一直以来最渴望的事。母亲的死亡使她的所有希望都破灭了。

失去配偶或爱人带来的创伤和失去其他所爱之人有所不同。一旦你和某个人发生了规律的性行为，那么他的死亡带给你的痛苦会非常强烈，因为深层边缘系统的连接被破坏了。你的配偶已经成了大脑深层边缘系统化学连接的一部分，而要让这种连接消失需要很长的时间。你的深层边缘系统会思念死者的触摸、声音和气味。

深层边缘系统的连接并不仅仅取决于性关系，常常被忽略的"与深层边缘系统相关的关系丧失"是失去一只宠物。很多人像依恋自己的亲人一样依恋自己的宠物。宠物常常会给我们无条件的爱，并且和我们内心最深处的自我关切联系在一起。如果我抱着我的猫或者抚摸着我的狗时，脑扫描结果肯定会显示出"边缘系统冷静下来了"。当我写这一章的时候，我的狗萨曼莎因为癌症去世了。我们家的所有人都非常悲伤，哭了好多次，特别是我女儿和妻子。我们都出现了睡眠障碍，还变得没有食欲，而且看到任何可能让我们想起萨曼莎的事物都会立刻让我们泪流满面，我们感受到强烈的悲伤和丧失感。我认识一些养宠物的人，他们会在自己的宠物死后变得非常抑郁，以至于想死或者变得非常偏执。了解造成这种巨大悲伤的缘由是治疗的关键所在。

离婚

离婚可能是一个人能体验到的、最严重的压力源之一。对于大部分人来说，因为离婚而失去伴侣的痛苦远胜于配偶的死亡。前面已经提到过，通过深层边缘系统建立联系的人之间有着非常强烈的纽带感，我相信这种现象可以解释为什么女性离不开虐待她们的丈夫的原因。他们生儿育女，睡同一张床，有一个共同的家。要切断那条位于她们脑中央的纽带，会带来一种严重的分裂感，仿佛离开了那个男人之后她就不再完整了。她会受到睡眠和饮食问题的困扰，变得抑郁、烦躁和封闭。我曾经治疗过一位女性，她的丈夫是个强势、挑剔、暴躁的男人。有一天他要为另一个女人离开她，这给她造成了严重的深层边缘系统创伤，然后她就变得非常抑郁，甚至点燃煤气烧自己的脑袋。她获救了，并被送到了医院。直到她的深层边缘系统创伤开始愈合，并且意识到自己具备自主性时，她才认识到自己其实并不喜欢自己的丈夫，不管怎样，她不值得为一个背叛自己的丈夫自杀。

刚分居的人也会因此感到痛苦，并且会抑郁一段时期。因为在分居的过程中，化学上的"深层边缘系统纽带"肯定会被切断。尽管你不会在离开这个家时意识到这一点，也预期不到即将度过难熬的痛苦时光。对一部分人来说，离婚是有毁灭性的，因为它会引发很多的愤怒和报复。我从来没见过人们有过比在混乱的离婚时期更残忍的态度。他们会失去所有理智和正直，并会做一切能伤害对方的事。是什么引发了这种消极的反应呢？因为化学连接的破坏激活了深层边缘系统。人们不仅变得抑郁和消极，而且变得更加敏感，对一切小事都会给出错误的解释。在这种情况下，愤怒随之而来。他们知道彼此必须离开对方，于是无意识中使用了愤怒和暴力的方式来面对这件事。

空巢综合征

当孩子成人后离开家庭时，父母常常会有强烈的悲伤和丧失感。很多人会变得没有胃口，难以入睡。好像有什么东西正在慢慢失去。这种现象有点儿让人费解，因为和青春期的孩子一起面对成长的烦恼时，这一艰苦的过程让父母印象深刻，并且他们一直期待着孩子开始独立生活后伴随而来的轻松和解脱。但是，不论青春期对父母和子女双方来说有多么难熬，他们之间强大的纽带仍然存在，而切断这种纽带也是非常痛苦的。

我曾经接待过一位男性患者，他因为自己的独生女儿离开家去上大学而患上了抑郁症。虽然他的婚姻很幸福，也有一份不错的工作，身体也十分健康，但他却变得悲伤、容易哭、经常失眠、易激惹，并无法集中注意力，这些都是抑郁症的症状。有一名女性患者，在两个儿子相继去上大学之后，她变得非常抑郁，觉得孤独和没有存在价值，她试图以一段婚外情缓解这种伤痛。当这段婚外情令她的婚姻破裂时，她企图自杀，差点儿没了命。

☀ 抑郁

缺乏情感纽带和抑郁通常是联系在一起的，抑郁症患者常常无法感受到和他人的联系，最终渐渐孤立自己。这种社会隔离感会不断自我强化：一个人越孤立，就会越少参加那些增强人际情感纽带的活动，这会导致抑郁症的恶化，并增加与社会隔离的风险。

众所周知，抑郁症是由于某类神经化学物质或者神经递质的缺乏引起的，尤其是去甲肾上腺素和5-羟色胺的缺乏。以我的临床经验来看，这类神经递质的缺乏会引起深层边缘系统的新陈代谢加快或者激活程度增强，而这些变化又会引发很多和抑郁症相关的问题。你或许已经注意到了，在所有深层边缘系统障碍引发的症状中，抑郁似乎是最普遍的。因为深层边缘系统和心境密切相关，当它过度激活的时候，抑郁就会像滚雪球一样越滚越大，并会影响深层边缘系统其他的功能。

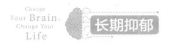

长期抑郁

阿里尔来我这儿看病是因为她出现抑郁的症状已经长达两年了。她感到疲惫，承受着痛苦和消极思维的折磨，缺乏动机，并且已经开始出现自杀的念头。然而，令她丈夫最为困扰的是，她对性生活完全失去了兴趣。他想离开阿里尔，因为他认为阿里尔已经对他不感兴趣了，要不阿里尔为什么这么长时间都不想碰他呢？

在对她的大脑进行扫描之后发现，她的深层边缘系统激活程度很高。我把这个信息告诉她的丈夫之后，真相终于大白了：妻子对他冷淡并不是不喜欢他了，而是大脑中的化学物质处于不平衡状态，最重要的是，这是可以被治愈的。

抗抑郁药物通常可以解决深层边缘系统的过度激活问题，但是有时人们会对服药有抵触情绪，阿里尔就是其中之一。1991 年的时候，曾经出现过一场媒体大战，当时无数的新闻评论都认为百忧解是一种危险的药物，并认为它可能会导致服用者出现犯罪之类的异常行为，甚至有舆论称服用这种药物会使人们杀死自己的母亲。这些新闻深深地影响了阿里尔。我相信这些追求轰动效应的言论是完全不负责任的，它们吓坏了一大批本来可以康复的抑郁症患者，妨碍了他们寻求真正有必要的帮助。药物的副作用不应该成为摒弃它的理由。在众多的案例中，药物的功效远远比副作用大。如果你对此存有疑虑，请思考一下这个事实：服用抗抑郁药物的人可能会有便秘或者胃部不适的副作用，然而事实是，由于抑郁症没有得到及时治疗引发的自杀，却是在美国非正常死亡榜上排名第八的"杀手"。

阿里尔拒绝服药，于是她用了我特别为治疗抑郁症开发的深层边缘系统治疗方法，我会在下一章中加以介绍。阿里尔最终战胜了抑郁症。但是，非药物的处方并不是对每个人都有效的，有一些人还是需要药物治疗的。在这里我必须强调：服药不是永久的。但是，对于像百忧解那样特殊的药物来说，在完全停用之前，持续一定时期的治疗是非常有必要的。抑郁症是可以被治愈的，如果你正在遭受抑郁症的折磨，一定要去寻求专业帮助。

躁狂抑郁症

> 萨拉 53 岁那年被送进了医院，并由我负责收治。一个月之前，家人因为她的妄想和怪异行为而把她送进了另一家精神病医院。她扯断了家里几乎所有的电线，因为她觉得墙里有声音。除此之外，她还整夜整夜不睡觉，思维奔逸，并且易激惹。她被诊断为躁狂抑郁症，并且开始服用抗躁狂药物锂盐和一种抗焦虑药物。当症状缓解之后，她被送回了家。但是，萨拉不相信自己有病，并且自行停了药。她家里有些人也认为她不需要再服药了，这更坚定了她的信念。但是，在停药几周之后，萨拉的异常行为再次出现。这一次，家人把她送到了我这里。

第一次见到萨拉的时候，她显得非常偏执。她深信每个人都想伤害她，而她一直千方百计地逃离。她的妄想再一次出现了，她相信自己拥有特别的力量，所有人都想夺走这种力量。有时，她显得注意力难以集中。为了能更好地了解状况，并且说服她相信自己有生理上的问题，我对她进行了一次脑扫描。

要对她进行脑部扫描并不是一件容易的事。临床大夫尝试了三次。前两次她都拔掉了静脉注射管，并大声说我们想毒死她。第三次，她的妹妹和她交谈后令她放松下来，这一次终于成功了。当扫描结果显示出她的深层边缘系统整体上存在过度激活时，我发现她左侧的大脑激活程度更高，即深层边缘系统有非常集中的焦点，并且整个大脑皮层都出现了明显的斑驳亮点（见图 2-2）。换句话说，萨拉的一部分脑区显示出了过度激活，而另一部分脑区则呈现出抑制的状况。经验告诉我，周期性心境障碍通常都会和这种情况有关。

对萨拉的家人来说，这是她生理有问题的最强有力的证明，因此，当萨拉再次拒绝服药时，她的家人会鼓励她继续服用药物。在她接受了建议之后，行为又慢慢恢复了正常。在我得知她情况好转，并能更好地控制自己的时候，我给她展示了脑成像的结果。更好地理解了自身问题之后，萨拉同意做长期跟踪治疗，并且愿意坚持服药。

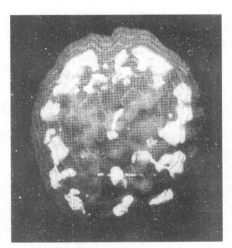

注意整个大脑皮层出现的斑驳亮点

图2-2　萨拉受到躁狂抑郁症影响的大脑3D图

有的时候，我会在患者开始服药的几个月之后给他重新做一次扫描，以此检查药物的效果。虽然对萨拉的再次扫描结果显示出了大面积脑区情况的好转，但我注意到她左侧颞叶仍然存在过度激活问题，而萨拉也抱怨自己有注意力难以集中的问题。于是，我将她的药物改成了双丙戊酸钠，这是一种主要用来治疗癫痫的药物，也可以用来治疗躁狂抑郁症。服药之后，她的精神性症状不仅得到了缓解，注意力难以集中的情况也消失了。5年之后，双丙戊酸钠帮萨拉过上了正常的生活。

萨拉的案例向我们展示了躁狂抑郁症患者在临床上最明显的问题。药物治疗对这种疾病的确是有效的。问题在于，当患者渐渐康复时，很多人会觉得自己很正常，他们不相信自己曾经得过病。当人们自认为健康的时候，让他们继续吃药是非常困难的。但是正如我们看到的，过早地停药会大大增加复发的可能。通过脑成像研究，我能够用图像向我的患者展示他们所患疾病的生理特点以及必须持续治疗的原因，从而大大降低复发的概率，这是一种能让患者配合治疗的有效方法。除此之外，脑成像研究还能帮我劝慰患者，让他们不再因为自己的症状而感到羞愧。

☀ 经前期综合征

在上一章中我讨论了米歇尔的案例，她是深层边缘系统功能异常的典型患者。在过去的几年中，我们扫描了很多经前期综合征患者在经期开始时、最痛苦时和开始一周时的大脑。大部分时候，它们是截然不同的。当患者心情很好的时候，她的深层边缘系统是平静的；而当她在经前期心情很差时，深层边缘系统常常是过度激活的！

通过临床和对脑扫描结果的观察，我发现了两种不同的经前期综合征，相应的治疗方法也不同。其中一种是**深层边缘系统的活动集中爆发，情绪也会随之呈现出周期性的变化**。深层边缘系统左侧激活程度越高，表现出的愤怒、易激惹和消极情绪就越多。深层边缘系统左侧激活程度的增强通常和悲伤、情绪性退缩、焦虑和压抑等消极情绪联系在一起。因此，深层边缘系统左侧的功能异常往往更容易影响到女性的交际，因为她会出现指向外部的愤怒和易激惹情绪；而右侧的过度激活常常和患者的内部心理问题联系在一起。深层边缘系统的过度激活会在经期前恶化，锂盐或者抗惊厥的药物对治疗这种疾病比较有效，比如双丙戊酸钠、抗癫痫药（加巴喷丁）、抗惊厥药（拉莫三嗪）或者卡马西平等。这些药物可以平复情绪、化解内心的紧张、降低易怒性，并使人们感觉更加舒服。

第二类经前期综合征是深层边缘系统和扣带回共同激活。扣带回负责注意力的转移。这种类型的患者常常会觉得悲伤和担心，她们会不断冒出消极的想法，并且挑剔唠叨，还会认知固着。提高大脑中 5-羟色胺的药物常常对治疗这种疾病有效，比如舍曲林、帕罗西汀或者百忧解。

Change
Your Brain.
Change Your
Life

深层边缘系统疾病检查表

请阅读下面的行为列表，并根据自己（或者你要评估的某个人）的行为如实进行打分。如果结果有5个以上的3或4分则表明评估对象有可能有深层边缘系统上的问题。

1. 感到悲伤	11.想自杀
2. 喜怒无常	12.哭泣
3. 消极	13.对有趣的事情缺乏兴趣
4. 衰弱	14.睡眠状态改变（太多或者太少）
5. 易激惹	15.食欲改变（太多或者太少）
6. 对他人的兴趣降低	16.低自尊
7. 对未来无望	17.性欲减退
8. 常常觉得无望或无助	18.对气味的敏感度降低
9. 对一切感到不满意或者厌倦	19.健忘
10. 内疚感过重	20.注意力难以集中

0＝从来没有　　1＝很少　　2＝偶尔　　3＝经常　　4＝频繁

为你带来好情绪的11种方法

正如我们讨论过的，深层边缘系统负责加工我们的嗅觉、存储高强度的情绪记忆，并能影响睡眠和食欲、心境、性欲以及人际关系。针对这些问题，我们需要一系列不同的治疗方法：正确的思维方式、对记忆的适当管理、香味和心境之间的联系以及和他人建立积极的关系。下列治疗深层边缘系统问题的方法主要来源于我个人的临床治疗经验以及思维和身体的运作原理。

☀ 方法1：杀死"蚂蚁"[①]

我们自身的思维方式会为整体思维状态奠定一个特定的基调，或者说味道。当深层边缘系统存在过度激活时，它会给思维装一个"消极过滤器"。患抑郁症的人会持续产生沮丧的念头：回忆过去的时候，他们会感到遗憾；展望未来的时候，他们会感到焦虑和悲观；关注此时此刻时，他们也一定能找到令自己不满之处。看待自己、他人以及这个世界的时候，他们面前仿佛有一层不透明的玻璃。他们因脑中自动的消极想法而痛苦。自动的消极想法指的是那些充斥着怀疑、沮丧和抱怨的念头，而且它们自身似乎能不断繁衍。

自动的消极想法能使人变得抑郁和听天由命。"我知道自己肯定无法通过星期二的考试"这类的想法会变成自动应验的预言：如果某个人相信自己无法通过考试，那么他便不会努力学习，于是，最终他真的会挂掉考试。如果你一直都很抑郁，那你也不会期待有什么好事发生，这么一来，你也不会努力地促成那些好事发生。消极思维会给人内心带来痛苦，而这种痛苦会使你和他人疏离，最终使得你更加孤立。与之相反的是，积极的思维和态度能使你散发出健康的气息，并使别人更愿意接近你。积极思维还能使你的生活更有效率。所以正如你所看到的，你的所思所想决定了你的行为是自我攻击还是自我提升。

下面是有关自动的消极想法的一些典型例子：

> 你从来不认真听我说话。
>
> 这一年公司的效益还不错，但这根本不能代表什么。
>
> 你不喜欢我。
>
> 这样下去不行。我知道一定会发生什么糟糕的事情。
>
> 我觉得你好像根本不在乎我。
>
> 我应该做得更好的。我是个失败者。
>
> 你太傲慢了。
>
> 你迟到了，这说明你根本不在乎我。

[①] 这里的"蚂蚁"是自动的消极想法（Automatic Negative Thoughts）的英文缩写ANTs，作者巧用这个缩写，把自动的消极想法比喻成蚂蚁。——译者注

这都是你的错。

治疗深层边缘系统的疾病需要纠正每一刻的思维模式。然而不幸的是，虽然这种思维模式和我们如影随行，但是从来没有人教过我们如何去反省自己头脑中的想法，或者如何去质疑那些脑海中浮现的概念。你的每一个想法都会向你的大脑发送电信号，它们对你身体的每一个细胞都影响深远。当你的脑袋充斥着消极想法时，这些消极想法会影响到你的深层边缘系统，进而引起相关的心理障碍，比如易激惹、心境低落、抑郁等。下面是我在临床心理治疗实践中使用的"思维法则"，它们能够循序渐进地帮助患者解决深层边缘系统上的问题。

步骤1：你的想法是真实的

你的想法是真实存在的，而且它们对你的感觉和行为会产生真实的影响。

步骤2：注意觉察消极思维如何影响了你的身体

每当你产生一个愤怒的念头，一个残酷的念头，一个悲伤的念头，或者一个任性的念头时，你的大脑都会释放化学神经物质，使你的身体感觉不适，并激活深层边缘系统。回忆一下最近一次你失去理智的情境：当时你的身体有什么感觉？大部分人愤怒的时候都会肌肉紧张，心跳加速，手心出汗，甚至还可能会晕眩。你的身体会对每一个消极的想法做出反应。

步骤3：注意觉察积极思维如何影响了你的身体

每当你产生一个好的念头，一个快乐的念头，一个充满希望的念头，或者一个善良的念头时，你的大脑都会释放化学神经物质，使你的身体感觉很舒服，并会使深层边缘系统变得平静。回忆一下最近一次你产生一个快乐的想法时的情境：当时你的身体有什么感觉？大部分人快乐的时候都会肌肉放松，心跳减缓，手心干爽，呼吸平缓。你的身体同样会对每一个积极的想法做出反应。

步骤4：注意觉察你的身体对每一个想法做出的反应

通过脉搏呼吸记录器或者测谎仪，我们已经了解到人类的身体会对自己的思想内容做出反应。

在谎言测验中，被试会带上一些测量手心温度、心跳速度、血压、呼吸频率、肌肉紧张度以及手心出汗情况的仪器。施测者会提一些问题，比如："是不是你偷了那辆车？"如果被试的确偷了车，那么他的身体会呈现出"有压力"的反应；他的手心会变凉、出汗，而且会心跳加速、血压上升、呼吸频率加快、肌肉绷紧。

不论被试有没有说话，这些躯体上的反应几乎是即刻发生的。或许你还记得，深层边缘系统负责将我们的情绪状态转化为生理感受。因此，如果他有别的想法，则会刻意向反方向去影响自己的躯体反应。如果被试没有偷车，他的身体就可能表现出一种"放松"的反应。他的手会变暖，他的心跳会比较缓慢，血压会下降，呼吸会变得缓慢而沉重，肌肉会放松，手心会更加干燥。

你的身体也会对你的想法做出反应，这种反应和想法几乎同时发生。这种反应不仅仅在你被要求说出真相时才会发生，而且会针对你脑中的每一个念头身体都会做出反应，不论这些念头是关于工作，还是关于朋友、家人或者是其他的事情的。

步骤5：把不好的想法当成污染

一个消极的想法对你的身体来说都像是一种污染。就像洛杉矶地区的环境污染会影响到每一个出门的人一样，消极的想法也会污染你的深层边缘系统、心理和身体。

步骤6：理解我们自动的消极想法并不一定是真实情况的反映

除非你有意识地反省自己的想法，否则通常它们都是自动产生的，即"它们自然而然地产生了"。但即便你的想法是自动产生的，也并不一定都是正确的。你的想法并不总会准确反映出真实的情况。有时候，它们甚至会欺骗你。有一次我接诊了一个大学生，他认为自己很笨，之所以这么想，是因为考试失利。而当我们给他测试了智商之后，发现他近乎是天才！所以，你不必相信脑中冒出来的每一个念头。重要的是，我们要有意识地去反省自己的想法，看它们对自己是有益的还是有害的。

步骤7：与自动的消极想法辩论

你可以将自己的思维向积极和充满希望的方向引导，也可以让它变得消极并且扰乱你的心情。一旦你觉察到自己各种想法的存在，你就可以选择去产生一些好的想法并让心情愉快起来，也可以选择产生一些糟糕的想法并感到恶心。没错，这完全取决于你自己！你可以学习如何来改变自己的想法，你可以学习如何借由改变自己的想法而改变自己的情绪。

其中一种改变途径是注意那些自动的消极想法，并且和它们进行辩论，我会在下面做详细介绍。如果你脑中冒出了一个消极的想法，而你却没有去质疑它，那么你的大脑就会相信这个想法，接着你的身体就会对它做出反应。当你纠正了消极的想法之后，就能够消除它的各种影响。

步骤8：检验自动的消极想法

你需要把这些消极想法看成野餐时出现的蚂蚁，像蚂蚁打扰了我们的野餐一样，它们打扰了我们的思维。一个消极的想法就像是野餐布上出现的一只蚂蚁，并没有什么大不了；三四个消极的想法就像野餐布上出现的三四只蚂蚁，这就开始有点烦人了；如果有10个或者20个消极的想法，就像10只或者20只蚂蚁在野餐布上爬来爬去，你一定会愤愤地收起野餐布。不论何时，只要你注意到这些自动的消极想法出现了，就必须消除它们，否则，它们将摧毁你的人际关系、自尊和个人能量。

消除自动的消极想法的途径之一是把它们写下来，然后和它们进行辩论。举个例子，如果你发现自己在想"我的丈夫从来不听我说话"，那就把这个想法写下来。然后再写出更加理智的反应，比如"他现在没有听我说话，可能是因为他的注意力被其他事情分散了。其实他经常听我说话的"。当你写下自己的消极想法并试着和它们辩论，最终把它们压下去的时候，你就消除了它们带来的影响，并且心情好起来。在相信自己的想法之前，重要的是先检验它们的真实性。

思维有 9 种办法骗你，这会使你相信当前状况比实际情况要更糟糕。你可以把这 9 种办法理解为不同类型的自动的消极想法。当你辨别出它们时，你就渐渐学会了摆脱这些消极想法的不良影响。我把其中的几种自动的消极想法标注为红色警告，因为它们会造成非常大的危害。请随时随地注意并检查这些自动的消极想法是否存在于自己的脑中。

自动的消极想法类型小结 Change Your Brain, Change Your Life

- **总是 / 从不思维**：想法中带有这样的词语：总是、从没、没有人、人人、每次、一切。

- **聚焦于消极信息（红色警告）**：只看到环境中坏的一面。

- **预测命运（红色警告）**：预测最坏的可能。

- **读心术（红色警告）**：你相信，即便别人不告诉你，你也能知道别人在想什么。

- **用情绪代替思维**：相信自己的情绪，完全不去质疑情绪的真实性。

- **内疚感的鞭挞**：常常使用应该、必须、理应、不得不这些词语。

- **贴标签**：给自己或者别人贴消极的标签。

- **个体化**：把一些中性事件的发生归咎于自己的个人原因。

- **责备（红色警告，最危险的一种）**：因为自己的问题而责备他人。

☀ **方法 2：喂养自己的"食蚁兽"练习**

你的想法确实非常重要，它们既能够让你的深层边缘系统运转良好，也能破坏和损伤深层边缘系统的功能。自动的消极想法如果没有被及时察觉的话，它们就会威胁到整体的躯体机能系统。一旦你注意到了自动的消极想法的存在，就一定要立刻清除它们，否则它们会威胁到你的人际关系、你的工作以及你的全部生活。

有时候，人们会觉得去跟那些非常不愉快的想法进行对抗是很困难的，因为人们认为"老生常谈"肯定是真的，如果自己不继续相信这些想法，他们就是在自欺欺人。

当你觉得焦虑、紧张、抑郁或者疲惫的时候，你都可以进行杀死"蚂蚁"/喂养自己的"食蚁兽"的练习。

下面是一些消除自动的消极想法的例子：

自动的消极想法	消极想法的类型	消除自动的消极想法练习
你从来不听我说话	总是 / 从不思维	当你不听我说话时，我会很沮丧，但我知道你在听我说，并且一直愿意听
老板不喜欢我	读心术	我不知道事情到底是怎么回事儿。可能她只是心情不太好，毕竟老板也是人啊
全班的同学都会嘲笑我	预测命运	我并不知道事实究竟会如何。他们可能会很喜欢我的演讲
我很愚蠢	贴标签	虽然有时候我不够机灵，但我并不愚蠢
我们的婚姻有问题都是你的错	责备	我必须看到自己在婚姻中的问题，并且寻找可以改善婚姻关系的方法

下面轮到你了：

Change
Your Brain,
Change Your
Life

事件：写下引发消极思维和情绪的事件

_____

_____

_____

_____

写下自动的消极想法 　　　　　　　 与自动的消极想法辩论

_____　　　　　　　_____

_____　　　　　　　_____

_____　　　　　　　_____

检验自动的消极想法

_____

_____

_____

_____

☀ 方法 3：和思维积极的人在一起

想象你捡到了一只装满蚂蚁的罐子，蚂蚁会立刻爬到你身上，你会立刻惊慌失措地把它们从身上掸掉。如果你和思维消极的人长时间待在一起，也会发生相同的事情。你可能会心情愉快地走进一个房间，过了一会儿，那些思维消极的人的自动的消极想法就会向你袭来。这也会诱发你脑中的自动的消极想法，并且还会促使它们彼此配合！这不会是你想要的，因此，你需要尽可能和思维积极的人待在一起。

现在请仔细审视一下自己的生活。你正在和什么样的人待在一起？他们相信你并且让你感到舒服吗？还是总是打击你，浇灭你的想法、希望和梦想呢？请列出 10 个和你相处时间最长的人的名字。然后标注出他们对你的支持度，并写下你希望以什么方式获得更多的支持。

如果你把人生看成一场障碍越野赛，道路上的障碍显然越少越好。那些思维消极的人会成为你不必要的障碍，因为你必须努力去克服他们带来的怀疑、拒绝和嘲讽。经常和那些认为你毫无价值的人待在一起，会浇灭你追求目标的热情，并且也会让你在前进的道路上寸步难行。而那些认为你"能行"的人、那些积极向上的人能够给你的生活和梦想注入活力。

当你和别人长时间待在一起时，你们之间就形成了某种情感的纽带，正如我前面提到过，别人的情绪和思维会直接影响到你的深层边缘系统。如果你约一个人吃晚餐，吃了不到半个小时你就开始觉得别扭，然后你意识到，每次和这个人吃饭你都会心情不好，那么你就要明白，这种感受并不是空穴来风，你的深层边缘系统正在被他影响着。当我们决定不和某个会给我们带来消极影响的人待在一起时，并不意味着我们责备他们的生活状态，而只是表明我们有权利选择一种更好的生活状态。

边缘系统的连接纽带是戒酒互助团体等支持性组织能够成功的关键。经过多年的研究，临床心理学家发现，帮助重度酒精成瘾患者的最好方式是让他们和有同样问题的人待在一起。深层边缘系统的功能对生命是非常重要的。所以，请和那些有益于深层边缘系统发展的人待在一起，并要尽量减少和会使边缘系统过度激活的人相处。

☀ 方法 4：和孩子的"特别时间"练习

1997 年，明尼苏达大学的米歇尔·雷斯尼克博士和他的同事们在《美国医学会杂志》上发表了一个研究结果。他们发现，能感受到父母的爱并和父母有着强烈情感纽带的青少年发生未婚怀孕、吸毒、暴力和自杀等事件的可能性明显更低。20 世纪 80 年代后期，《今日美国》（USA TODAY）上的一篇报道称"父母平均每周和他们孩子聊天的时间少于 7 分钟"。这么短的时间是无法形成边缘系统纽带的，也不可能建立起良好的亲子关系。

有一些父母会抱怨，他们的孩子太忙了，也没兴趣和他们相处。当这种情况发生时，我建议父母和孩子们一起讨论这个问题，父母可以告诉孩子他们对自己有多么重要，父母需要时间和他们相处。当然，相处方式也是非常关键的。如果你只是教训或者审问他们，那么双方都不会觉得这种相处有什么意思，你们也会渐渐地逃避和对方接触。

我发现有一种练习能有效地提升双方互动的质量——"特别时间"，它可以在非常短的时间内改善双方的关系，下面是这个练习的指导语。

1. 双方每天花大约 20 分钟的时间一起做孩子喜欢的事。要记住，这段时间的目的是加强父母和孩子的"边缘系统纽带"和亲子关系。所以，请尽量保持积极的心态。

2. 在这段"特别时间"内，没有教育式的评价，没有询问，也没有任何有指向性的目的。这是一段建立关系的时间，而不是训导和纠正不良行为的时间。

3. 尽量多关注积极的行为。对于塑造行为来说，关注好的方面要远远比关注坏的方面有效。

4. 多倾听，少说话。

记住，每天要实实在在地花一些时间和你的孩子相处，这能够给亲子关系带来非常积极的影响，而且也能够减少孩子问题行为的发生。

☀ 方法 5：有益大脑的 10 条人际交往法则

改善人与人之间的情感联结的纽带有助于治疗边缘系统的异常。你和周围的人相处得越融洽，自身的感觉就会越好。下面 10 条人际交往原则能使人的边缘系统以及他们所爱的人的边缘系统保持健康。

1. **承担起自己维护良好关系的责任。**不要因为人际关系出现问题而责备父母或者朋友。对关系承担起责任并且寻找能够改善关系的方法会让你觉得充满力量，你的人际关系也会立刻出现好转的迹象。

2. **永远不要认为和他人关系良好是理所当然的。**想让这段关系得到改善，就需要不断地灌溉它。维系关系的时间变少，或者关注度降低时，这段关系就会受到损害。要关注那些你想在这段关系中获得的东西，这对真正能够获得它们而言是至关重要的。

3. **保护你的人际关系。** 摧毁一段关系最直接的方法就是怀疑、轻视或者贬低对方，所以要通过赞赏对方的方式来保护你们的关系。

4. **用善意揣度对方。** 当你对某件事的动机或者目的产生怀疑时，请相信对方是善意的，这能够使对方的行为变得更加积极。

5. **保持关系的新鲜感。** 当关系变得无趣或者乏味时，就会变得脆弱并容易被侵蚀。请远离那些千篇一律的事情，为改善你们的关系寻找新鲜和不一样的方式。

6. **关注好的方面。** 人很容易注意到关系中不好的方面，这是人类的天性。关注喜欢的一面需要耗费不少努力。当你用更多的时间关注关系中积极的方面时，你会发现生活中的积极行为越来越多。

7. **保持沟通顺畅。** 我一直有一个观点，即大部分人与人之间的争吵都源于误解。应该用心去倾听和理解对方的意思，不要仅仅根据自己的想象做出反应；应该询问他们的真实意图，然后再做回应。

8. **保护并维持彼此的信任感。** 无数关系的破裂都源于严重的信任危机，比如外遇或者其他的不忠。有时，现实中一个很小的伤害会让我们回想起过去的巨大创伤，于是我们就会无限制地放大当前的感受。一旦信任危机发生，请试着去理解它发生的原因。

9. **处理复杂的问题。** 当你为了避免争吵而向对方妥协时，你就放弃了自己的力量。如果你总是这样，就会失去很多力量，并且开始怨恨这段关系。短期内避免冲突常常会在长远上带来毁灭性后果。所以，请用比较温和有效的方式坚持自己的观点，这能保持关系的平衡。

10. **为彼此相处留出时间。** 繁忙的生活总会让我们牺牲和重要的人相处的时间。一段关系的维系需要双方实实在在地相处。很多双方都工作并且有孩子的夫妇常常发现彼此越来越远，因为他们没有时间相处。只有他们花了时间待在一起，才能一直意识到彼此是多么喜爱对方。对我们生活中的重要人际关系进行长期"时间投资"，一定会产生回报。

☀ 方法 6：爱抚、拥抱、亲吻

深层边缘系统不仅仅涉及情绪的联结纽带，也和身体的接触有关。身体上的接触对健康是非常有益的。很难想象一对夫妻在不碰触对方身体的情况下一起生活 10 年甚至更长的时间。

身体触摸在父母和婴儿建立情感纽带的过程中也很关键。父母给予婴儿的爱抚、亲吻、甜蜜的话语以及注视都能给孩子快乐、爱、信任和安全感，而这对健康深层边缘系统的形成是必要的。这么一来，父母和孩子之间的情感纽带或联结就会变得越来越强。没有爱和感情，婴儿无法形成良好的深层边缘系统联结，也就永远无法学会信任他人或者建立人际关系。他会感到孤独和不安，渐渐变得易怒和反应迟钝。

情感的纽带是双向的。一个反应天生迟钝的婴儿可能会在不经意间失去父母的爱。而父母在误解孩子天生的沉默寡言时，也会有受伤和被拒绝感，从而会失去给予婴儿照顾和爱的勇气。这类问题的典型是患孤独症的儿童。在相关的研究中，孤独症儿童的母亲一开始会满怀热情地试图和孩子交流，但当她们无法从孩子那里得到积极的反馈时，就会变得非常冷漠。这种爱是相互的，它对父母和子女间纽带的建立是至关重要的。

成年人之间的爱也是类似的。亲密关系需要靠身体上的爱抚加以强化。正常、健康的亲密关系不会是两人相敬如宾地坐在角落并热烈讨论着股票市场，即使双方都对股票市场很感兴趣。如果没有足够的身体接触，亲密关系就失去了其基本特征。没有身体接触，爱最终也会消失，其中一方就会退缩，并去其他地方寻找爱。

触摸是人类的本能。但是，在我们这个社会中，人们之间的触摸变得越来越少。请经常地爱抚你的孩子、你的伴侣和你所爱的人。经常地给予、接受抚摸能保持边缘系统的健康，并且有助于建立良好的情感纽带。

☀ 方法 7：让你的身边充满芳香

深层边缘系统是我们大脑直接加工嗅觉的区域，这也是使用香水和一些好闻的香皂会让人具有吸引力，而难闻的体臭会让他人厌恶的原因。英国杂志《柳叶刀》上的一个研究介绍了利用薰衣草精油进行芳香按摩的益处。在使用得当的情况下，薰衣草精油的气味能够帮助人们减轻压力和抑郁感，还有助于睡眠。芳香按摩中的蒸气仪、洗浴用品、枕头和熏香袋中都加了特殊的气味，这对改善人们的心境有明显的疗效。但是，食用这些芳香物质和用鼻子闻是截然不同的。当你食用这些物质时，它们只是进入你的胃，并通过消化系统进行加工。此外，包括薰衣草精油在内的很多基础精油直接食用是有毒的。然而，闻它们则会激活嗅觉神经，继而直接被传递到深层边缘系统进行加工。

很多人都注意到一个事实，即某些特定气味有时会唤起异常强烈清晰的记忆，仿佛事件发生时的所有情绪和感受都回来了。这是有原因的：气味和记忆在大脑中的加工区域是相同的。气味激活了深层边缘系统的神经回路，所以就带回了更加完整的情境记忆，因此我们就能更加清晰地感受到记忆中的细节。

气味能影响心境，美好的气味能够让深层边缘系统区域变得平静，令人愉悦的气味就像消炎药一样。让你的身边围绕着鲜花、甜美和其他令人愉快的气味，这种方式可以积极有效地影响大脑的工作方式。

方法 8：多回顾美好的记忆

当回忆起某个特定事件时，你的大脑就会释放出一种化学物质，这种物质和这个事件发生时你大脑释放的物质非常相似。因此，回忆会带给我们与事发时相似的心境和情绪。例如，当你回忆起自己的宠物狗被车撞死的情境，你就会陷入悲伤之中。那些和父母非常疏远的人或是那些童年有很多创伤的人，他们的大脑中已经留下了消极的化学模式，所以他们会倾向于从消极的角度看待新的事件。一旦有人对他们不好，大脑中类似经历的化学模式就会被诱发。他们还会忽视别人的友善微笑，把它们解读成非善意的，因为这些积极的信息与他们之前的经历是不一致的。

虽然很多人并不需要在日常生活中和抑郁症做斗争，但我们仍会发现，自己常常处于一种比正常感受更加消极的状态中。当不幸的事情发生后，我们会不断地想起它，这种痛苦的持续时间远远比解决问题本身所花费的时间要长。为了平复糟糕的记忆所带来的创伤，并治愈我们大脑的深层边缘系统，我们必须要记住生命中那些带来积极情绪的时刻。

列出你一生中最快乐的 10 件事。尽可能用 5 种感官信息对它们进行描述：你记不记得那情景是什么颜色的？空气中有什么味道？当时是否有音乐？总之要尽可能让画面变得生动起来。你正在日常生活的"图书馆"里漫步，并要找到那本最想看的"书"。

☀ 方法 9：适当服用药物

临床抑郁症、躁郁症和严重的经前期综合征和大部分常见的恶劣心境相比，是更严重的心理问题。最近几年，一些新型抗抑郁药物进入了市场，并且被广泛应用，这些药物比传统的抗抑郁剂副作用更小。其中一些药对大部分处于亚临床的患者 [1] 也有很好的治疗效果。

圣约翰草是一种治疗抑郁症的草药，经证实，它对于抑郁症有积极的疗效，还能减弱深层边缘系统的活动水平。欧洲人已经使用它很多年了，他们认为这是副作用最小的处方药。我推荐成年人一天服用两次，每次 500 毫克。尽管圣约翰草比传统抗抑郁剂的副作用要小得多，但这并不表明它没有副作用。使用之后，一些人会对阳光过敏并且更容易被晒伤，也有人会长粉刺。还有一个患者在服用一个月之后患上了严重的心率过缓症。我认为，你应该在精神科医生的指导下服用圣约翰草。

为了让我的患者获得最好的疗效，我通常会结合本章中的其他疗法对其进行药物治疗。

☀ 方法 10：适当的体育锻炼

体育锻炼对深层边缘系统疾病有很好的治疗作用，它能促进内啡肽的分泌，从而给我们带来健康愉悦的感受。深层边缘系统中有很多内啡肽受体。体育锻

---

[1] 常常在生活中体验到低落的心境和消极的情绪。

炼还能提升大脑的血供程度，这会给大脑提供更多、更好的营养，使脑功能更加健全。一个纤细或者瘦弱的身体是不会健康的，大脑也一样。良好的血液循环会使深层边缘系统恢复健康，继而影响个体的心境。

1. 锻炼能让你精力充沛，远离懒散和无精打采的情绪状态。

2. 锻炼能加快新陈代谢的速度，帮你控制食欲，从而减轻体重。

3. 锻炼能使大脑中的褪黑激素正常分泌，从而提高睡眠质量。

4. 锻炼能帮助色氨酸进入大脑，改善心境。色氨酸是神经递质 5- 羟色胺的成分之一，很多抑郁症患者的 5- 羟色胺水平都很低。色氨酸是一种分子相对较小的氨基酸，它常常需要和大型的氨基酸竞争才能进入大脑。锻炼会使肌肉消耗分子较大的氨基酸，从而有利于色氨酸进入大脑。因此，通过锻炼能够让你感觉更好。

很多人说起锻炼就会抱怨连连、牢骚满腹。他们认为锻炼非常浪费时间，而且乏味无聊。我的建议是去尝试各种不同形式、不同项目的锻炼，直到找到一种适合你自己的方式。所以，你要找到最喜欢的运动。但是，请保证每天都有一定量的锻炼，比如步行、跑步、骑自行车等。每周至少要有 3 次 20 分钟以上的有氧运动，这能加快心率并增加肌肉的血氧供应量。很多人误认为体育爱好就是锻炼。我曾经碰到过一个肥胖的男性患者，我给了他一个营养摄取和体育锻炼的计划。几周之后，他抱怨体重根本没有减轻。当我问他做了什么运动时，他说他一周打了两场高尔夫。我对他说，绕着高尔夫球场走并没达到他所需要的运动量，因为这种运动不是连续的。众所周知，一个高尔夫球手需要停下来击球。他惊讶地说："等等，医生。我并没有绕着球场走，然后停下来击球。我下了观光车击球，然后再坐上观光车。上车和下车的过程需要很多的运动量。"

☀ 方法 11：边缘系统营养餐

过去的 10 年中发表很多有关食物、营养摄取和抑郁症之间关系的重要研究，研究结果让很多人感到惊讶。营养学专家和新闻记者向我们灌输了太多的饮食常识，他们告诉我们应该食用低脂高糖的食物。"低脂肪"的食物比比皆是，然而，这并不是一个完美的方案。《美国精神病学杂志》（*The American Journal of Psychiatry*）上的两项研究结果表明，自杀的男性的胆固醇是最低的。我们的深层边缘系统需要脂肪来保持其功能的正常。当然，某些脂肪相对更有益，比如在大部分鱼肉中最常见的 ω-3 脂肪酸。蛋白质也是最基本的"边缘系统食谱"之一，它是大脑神经递质的成分之一。低水平的多巴胺、5-羟色胺和去甲肾上腺素都和抑郁症及心境障碍有关。因此，我们需要在维持营养均衡的情况下摄入足够的蛋白质，并保证脂肪和碳水化合物的适量摄入。摄入过多的蛋白质会限制某些人"脑蛋白"进入大脑的数量；而蛋白质摄入不足则会导致大脑蛋白质缺失。蛋白质最丰富的食物包括低脂的鱼类、奶酪、豆类和坚果。

5-羟色胺含量较低还常常和担忧、烦躁、木僵和易激惹有关。为了提升体内5-羟色胺的水平，我们需要在保证正餐营养均衡的同时，再摄取一些碳水化合物，比如全麦饼干或者面包。除了加餐之外，锻炼也有极大的帮助。最近被美国食品和药品监督管理局再次推荐的 L-色氨酸就很好。L-色氨酸是一种天然的氨基酸，在牛奶、肉类和鸡蛋中含量丰富。我发现它对改善患者睡眠状况、减少暴力以及提高情绪控制力都是非常有效的。此外，它没有任何副作用，这使它和抗抑郁剂相比有明显的优势。L-色氨酸在很多年前被撤出了市场，因为一批受污染的含 L-色氨酸的药物引发了某种罕见疾病，并造成了一些使用者的死亡，L-色氨酸本身和这些患者的死亡是毫无关系的。我推荐在睡前服用 1 000 ~ 3 000毫克的 L-色氨酸。最近还有一些关于纤维醇的研究，纤维醇属于维生素 B。研究表明，每天服用 12 ~ 20 毫克的纤维醇能够降低心境障碍和抑郁症的发病率。当然，在摄入这些营养补充剂之前，请先与你的医生进行讨论。

低水平的去甲肾上腺素和多巴胺常常和抑郁症、嗜睡、注意力不集中、自动的消极想法及精神错乱有关。因此，最好食用一些富含蛋白质的食物，比如肉类、鸡蛋或者奶酪等，而要避免过于单一的碳水化合物食品，比如面包、蛋糕和糖果等。此外，我常常还会让我的患者直接服用一些天然氨基酸，比如酪氨酸（每天1 000 ~ 1 500 毫克），它可以提升精力和注意力，并控制冲动性行为；空腹服用苯丙氨酸，一日 3 次，每次 400 毫克能够改善低落的心境，并缓解易怒的状态。同样，如果你想要服用这些营养补充剂，请先与你的医生进行讨论。

爱操心的人生

2号脑区：基底神经节——焦虑制造机

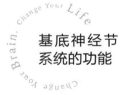

**基底神经节
系统的功能**

- 整合情绪、思维与行为
- 使精细的动作变得流畅
- 抑制不必要的动作行为
- 设定身体的无任务状态或焦虑水平
- 提升动机水平
- 调控快乐 / 狂热感

　　基底神经节是大脑中央部位被深层边缘系统包围的一个神经核团结构（见图 3-1）。基底神经节的功能涉及情绪、思维和行为的整合，还负责精细动作的转换并使之更加流畅。我们在临床中注意到，基底神经节也能为身体设定无任务状态下的激活水平，或者说是焦虑水平。此外，它还能够调控动机水平，并且很可能跟快乐和狂热等情绪的调控有关。接下来，让我们更加深入地来了解一下这些功能。

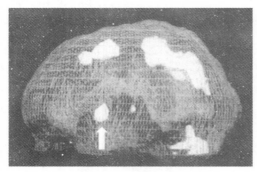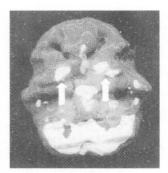

侧面活动3D成像图　　　　　　　　　　　　　底部活动3D成像图

图3-1　基底神经节系统

　　情绪、思维和行为的整合是发生在基底神经节上的。这就是为什么你兴奋的时候会跳起来，紧张的时候会发抖，害怕的时候会吓得呆住。当老板怒斥你的时候，你的舌头会打结。基底神经能够将情绪、思维和身体动作非常流畅地结合在一起，但是当输入的信息太多的时候，它们的功能会被暂时锁定。我的一位患者在一场车祸中被严重烧伤。当他浑身着火躺在地上的时候，路人被吓得一动不动，没有人伸出援手。多年以后，他仍然对当时路人的行为充满了疑问：为什么没有人帮助他。他说："难道他们对别人一点儿都不关心吗？难道我当时的样子还不值得他们救我吗？"多年以来，这个男人既忍受着这场车祸带来的生理疼痛，还忍受着路人无动于衷带来的心理痛楚。直到他明白了还存在另一种解释时，这种源自内心的痛苦才得以平复：火灾带来的强烈情绪冲击完全淹没了当时周围路人的基底神经节，使他们无法让自己行动起来，即使很多人当时都想伸出援手。

　　我们常常可以在有焦虑倾向的人或焦虑症患者身上看到这样的例子。当基底神经节被过度激活时，人们往往会被充满压力的情境击垮，做出思维或行为上呆立或者无法动弹的反应；而当基底神经节活动处于被抑制的状态时，充满压力的情境反而能够刺激他们在思维或行动上有所反应。患有注意力缺陷障碍的人往往是一场事故中最早反应过来的人之一，而且他们能毫无畏惧地在充满压力的情境下做出反应。举个例子，我认识的一个朋友患有注意力缺陷障碍，他对危险情景的反应速度比我要快很多。有一次，我们离开饭店在柜台前面结账的时候，站在前面的一位女士突然摔倒了。说时迟，那时快，我的朋友立刻飞快地跑过去扶住了她，而我当时却被吓呆了。我曾为自己没能快速地应对当时的情境而内疚自责，但后来我明白了，那是因为我的大脑不允许我有那么快的反应。我基底神经节的活动模式使我难以对那些会诱发出焦虑的情境做出快速的反应。

转换精细的动作并使之变得流畅是基底神经节的另一项主要功能，这项功能对协调书写和运动动作来说是非常重要的。让我们再次以注意力缺陷障碍患者为例。很多有注意力缺陷障碍的人写字都非常难看。书写这个动作对他们来说很困难，也让他们很有压力。他们的字往往非常随意而潦草，字迹不清。很多有注意力缺陷障碍的人常常会用打印代替手写。他们认为打印更容易，因为敲打键盘并不需要平滑、连续性的精细动作，只是一种开始或停止性的动作。很多有注意力缺陷障碍的患者还抱怨，他们无法写出自己的想法，这被称为手指失认，即手指无法表达大脑的想法。我们知道，有一些药物可以治疗注意力缺陷障碍，比如精神兴奋剂类药物利他林、右旋苯丙胺，或者其他类型的兴奋剂，这些药物能够提升基底神经节中的神经递质——多巴胺的水平，有时也能神奇地让一个人书写美观，并可以提高人将想法付诸笔头的能力。此外，很多注意力缺陷障碍患者还表示，服用这些药物能够改善他们运动动作的整体协调性。下面是 14 岁的汤米被诊断为注意力缺陷障碍后在服用药物前后的笔迹对比（见图 3-2）。

帕金森氏病和妥瑞氏综合征（Tourette's Syndrome, TS）也能体现基底神经节对躯体运动的控制功能。帕金森氏病是基底神经节中的多巴胺缺失引起的。它的典型症状是"搓丸样"的手部震颤、肌肉僵硬、齿轮状强直[①]、敏捷性差、无面部表情、动作缓慢等。我们常常用多巴胺类药物进行治疗，比如 L- 多巴胺。

---

① 一种痉挛，当想要做连续动作时，只能以停顿或开始的方式来表现。

这类药能使患者的躯体动作变得更加流畅。基底神经节还和抑制我们不必要的动作行为有关。当这个部位发生病变时，患者很有可能会患上妥瑞氏综合征，这是一种行为和语言抽搐的综合征。

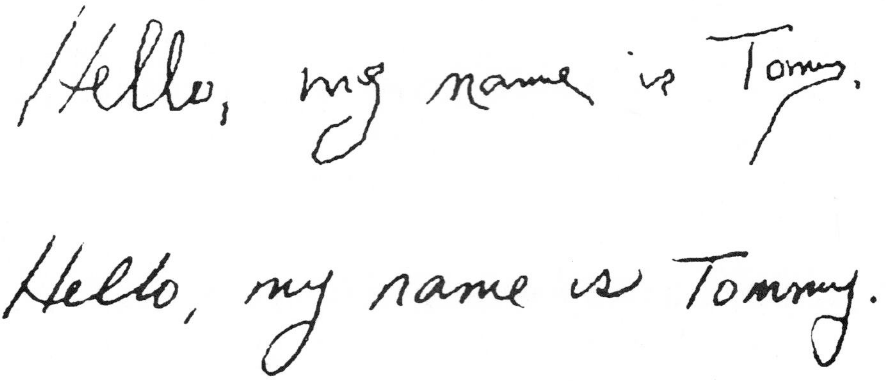

Hello, my name is Toms.

Hello, my name is Tommy.

图3-2　接受精神兴奋性药物治疗前后的患者笔迹对比

与无任务状态或者焦虑水平有关。通过脑成像结果，我们已经发现基底神经节和身体的无任务状态或者焦虑水平有密切关系。基底神经节的过度激活常常和焦虑、紧张、警觉性提高和恐惧感增强联系在一起；而基底神经节活动受到抑制则会带来动机、能量和主观能动性的异常。

有意思的是，那些动机水平高的个体，比如公司的CEO，他们大脑的这个神经结构的激活水平明显比一般人要高。我们推测，这些人能够把这种基底神经节激活程度的提升转变为他们成为"成功人士"的动机。我母亲就是个很好的例子。她大脑中的基底神经节和我一样，也处于过度激活状态，虽然她有焦虑倾向，但更多表现出来的则是整天忙个不停。她每周会打四五次高尔夫球，并养了7个孩子，还总是为别人忙里忙外。我相信她从过度激活的基底神经节中获取了更多的精力和动机，而这帮她避免了焦虑症。

基底神经节可能与大脑控制快乐的神经回路有关。来自纽约市厄普顿区布克海文国家重点实验室的诺拉·沃尔科夫研究团队通过脑成像对可卡因和利他林对大脑的作用进行了探讨。这两种物质都和基底神经节的功能有密切的关系。

可卡因是一种会成瘾的物质，而利他林则是治疗注意力缺陷障碍的处方药，无成瘾性。这个研究清楚地向人们揭示了两种药物在成瘾性上差异巨大的原因。可卡因能有效提升大脑中多巴胺的水平，它的药效迅速而短暂。它就像海潮一样来势汹汹，顷刻间又消失得无影无踪。可卡因能使吸食者立刻达到最高的兴奋点，但这种感觉稍纵即逝，他们会对这种感觉上瘾。相比之下，利他林也能提升基底神经节中已有的多巴胺的水平，但是它的药效没那么强烈，药效的消退速度较慢一些。

强烈而浪漫的爱情对大脑有类似可卡因的效应，它能强行使基底神经节释放多巴胺。爱情确实能带来生理上的效应。一次，我的朋友比尔刚认识了某位女士之后，兴奋地跑到我办公室跟我说起了她。当时他是如此快乐，看上去好像服了兴奋剂一样。我有幸对他进行了脑扫描，让我惊讶的是，成像结果和服用了大量可卡因一样，左右两侧基底神经节的活动都非常密集，几乎达到了癫痫发作时的程度（见图3-3）。所以，爱情对于大脑确实存在着真实的生理影响，和成瘾性药物一样强大。

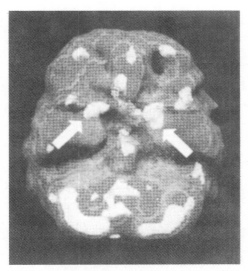

注意右侧和左侧基底神经节的激活水平增强（箭头所示）

图3-3　比尔恋爱后的大脑3D成像图

与操心人生相关的心理障碍

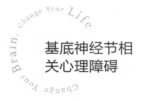

基底神经节相关心理障碍

- 焦虑症、紧张症
- 惊恐发作
- 焦虑的生理感觉
- 喜欢预测未来最糟糕的事情
- 冲突性回避
- 妥瑞氏综合征
- 肌肉紧张，痛苦
- 震颤
- 精细动作的问题
- 头痛
- 过低或过高的动机

☀ 焦虑症、紧张症和恐惧症

基底神经节的过度激活会把身体的无任务状态重新调整成预警的状态，使人们焦虑、害怕、紧张和悲观。我们对接诊过的恐惧症患者的脑成像结果总结后发现，他们的基底神经节活动几乎都表现出了增强。

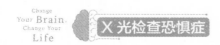

X 光检查恐惧症

加里来到我的诊所之前，常去自己医生那儿抱怨自己的背疼。检查发现，他肾脏的部位一碰就疼。加里做了一个肾脏的 X 光检查，这时他突然冒出了一个想法："医生将会发现我得了癌症。"（请注意这种跳跃式的逻辑！）他的想法还远不止如此。"医生将会发现我得了癌症。然后，我就得接受化疗。"10 秒钟之内，他已经在想象里把自己送上了手术台。"我将会不停地呕吐，然后掉头发，承受巨大的痛苦然后死掉！"他在 30 秒钟之内想象了所有的过程。然后，他经历了一次惊恐发作。他的心脏开始快速跳动，手冷得像冰一样，并开始急促地呼吸。最终，他大汗淋漓地向医生吼道："我不做 X 光检查！"

医生困惑地说："你什么意思？你来找我看病。我需要进行 X 光检查才能找到病因……"

加里说："不，你不明白！我就是不能做 X 光检查！"

医生无奈之下只好打电话给我。

当加里告诉我整个过程之后，我明白了：他有恐惧症。加里还非常喜欢预测最糟糕的情况，这也是症状之一。

在治疗的过程中，我告诉了他相应的治疗方法，甚至还陪他做了肾脏 X 光检查，因为尽快检查非常必要。我对他进行了催眠，使他能够在检查过程中保持平静。他表现得很好，他的呼吸变得很放松，顺利地完成了整个检查过程。可当技术人员有点儿担心地走进屋子问他疼痛的具体部位时，加里立刻抓着自己的胸口，看着我说："你这个混蛋！我就知道你一直在骗我！我就要死了！"我拍了拍他的大腿，对他说："加里，在你死之前，让我先看一下 X 光检查报告吧。"看了 X 光检查报告后，我发现加里有一个很大的肾结石，这导致了剧烈的疼痛，但是，肾结石一般可不会要一个人的命！加里的基底神经节工作得太"努力"了，使他对情况做出了最糟糕的预测，这给他带来了巨大的精神痛苦。

焦虑症会让疼痛加剧。当加里担心自己的疼痛时，焦虑使他的肌肉收缩，输尿管的平滑肌[①]也开始收缩，这挤压了结石并且加重了疼痛感。靠着心理治疗、苯乙肼[②]和适量的安定片，加里过上了比较正常的生活。

基底神经节在诱发焦虑的情境下过度激活还可能表现为使人恐惧以至于不

---

① 连接肾脏和膀胱的管道。

② 一种单胺氧化酶抑制剂的抗抑郁药物，同时具有抗焦虑的作用。

敢离开家，这被称作广场恐惧症。我接诊过很多长期宅在家里的患者，有一位女性甚至在家待了 40 年，他们都是因为害怕在公众场合惊恐发作才长期不愿出门。

☀ 创伤后应激障碍

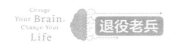

马克是一位 55 岁的商人，自杀未遂后，他被送进了医院。他的妻子正要和他办理离婚手续，他觉得自己的生活分崩离析。他满腹愤怒、敌意、沮丧、怀疑和焦虑。他的同事认为他"一直都疯疯癫癫"的。他还经常抱怨头痛。马克参加过战争，是一个杀敌过百的步兵。他对我说，他在战场上丧失了人性，这让他变得"麻木"。

在医院里，他说自己经常会受到记忆问题的折磨。马克患有创伤后应激障碍（Post-Traumatic Stress Disorder, PTSD）。在他的妻子离开他之后，他觉得自己没有了活下去的理由。由于他的症状非常严重，而且曾在战争中遭受过头部创伤，因此我为他做了一次脑成像检查（见图 3-4）。结果表明，他的左侧基底神经节出现了不正常的激活，我从没有看到过如此强烈的激活。

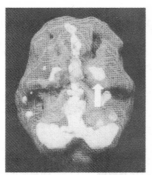

注意左侧基底神经节活动水平
增加（箭头所示）

图3-4 马克受到PTSD和头疼影响的大脑3D成像图

左侧基底神经节的问题常常出现在那些长期易怒或者愤怒的人身上。情绪稳定剂，比如安定、卡马西平或者双丙戊酸钠都能减轻易怒感，并使大脑中"过热"的区域平静下来。我给马克开了双丙戊酸钠。服药之后，他的头疼几乎消失了，心情也开始平静了。他不再训斥周围的人了，并且在针对离婚和战争创伤的心理治疗中更配合了。

在马克的治疗过程中，我总觉得是战争的经历重新设定了他的基底神经节状态，这使他变得非常警觉。在长达 13 个月的战争中，他几乎每天都要"提高警惕"，以免被杀。这些年来，他从来没有机会将大脑的工作状态调整正常。药物和心理治疗使他终于有机会让自己的大脑得以放松，25 年来，他第一次觉得自己确实离开了曾经的战场。

☀ 回避冲突

从定义上来说，焦虑的确令人不适。因此，焦虑的人总是倾向于回避任何会让他们更加不适的情境，尤其是需要处理冲突的情境。那些有基底神经节功能障碍的人总是会在面对冲突的时候呆若木鸡，然后想尽办法回避冲突。然而，回避冲突会给生活带来严重的消极影响。

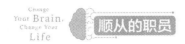

贝蒂的冲突 - 回避行为倾向差点儿毁掉了她的职业生涯。她在一家石油公司工作。因为非常聪明，所以她晋升得很快。她得到了一个需要和高效率的男性共事的职位，这些男性都非常习惯于与人发生冲突和对质。贝蒂渐渐变得沉默和顺从，她想尽办法讨好同事，想尽量避免公开冲突所带来的焦虑感，她认为那种焦虑感会令她崩溃。你猜猜后来怎么了？她的职业生涯几乎完全停止了。她无法再自信地做出判断，也无法表达和别人不同的观点。

贝蒂最初主诉的病情是严重的恐惧症。她无法自己开车，因为担心自己会惊恐发作，所以她的丈夫和朋友不得不开车送她到各个地方去。

在治疗过程中，我告诉她如何处理好人际间的冲突，鼓励她去面对那些男性，而不是从他们面前跑开。慢慢地，她开始在会议中发言了，并且在公司有了自己的地位，公司的高层领导也开始对她的表现有了积极的反馈。

学会抚慰你的基底神经节是非常重要的，否则过往经历导致的焦虑会控制你的生活。

☀ 妥瑞氏综合征

妥瑞氏综合征是一种非常耐人寻味的疾病，它为基底神经节、注意力缺陷障碍和强迫症创建了联系。妥瑞氏综合征的典型症状是持续出现一年以上的行为和语言抽搐。行为抽搐是指非语言的身体动作，比如眨眼睛、晃动头部、肩膀震颤以及手臂或腿部的震动；语言抽搐最典型的症状是发出非语言性的噪音，比如咳嗽、噗噗声、吹气声、犬吠声，有时候还会是污言秽语。妥瑞氏综合征是遗传性疾病，可能和多巴胺族基因的严重突变有关。所有妥瑞氏综合征患者的脑扫描结果都表明他们大脑的基底神经节活动存在异常。

现在我有必要给大家快速普及一下两种神经递质[①]的知识，它们是多巴胺和 5-羟色胺。在大脑中，有一种平衡多巴胺和 5-羟色胺含量的机制，这种平衡可能会在基底神经节中被打破。多巴胺主要负责动作、动机、注意广度和设定身体的无任务状态；5-羟色胺负责情绪控制、注意转换和认知的灵活性。当某些因素导致大脑中的多巴胺水平上升时，5-羟色胺的效果就会降低；而当 5-羟色胺的水平提升时，多巴胺的效果就会减弱。举个例子，当我对某个人实施一些心理刺激治疗注意力缺陷障碍时，这种刺激能有效地提升基底神经节中多巴胺的水平。这能够提高患者的注意力、意志力和动机水平。但是如果我施加的刺激太强，他就可能会出现强迫、烦躁和顽固等行为表象，这些都是 5-羟色胺过少的症状。同样，当我给注意力缺陷障碍患者服用一种可以提升大脑中 5-羟色胺含量的药物时，比如百忧解，他的症状就可能恶化。

---

① 传递化学信息、实现大脑功能的物质。

由于基底神经节负责多巴胺的产生[1]、转换以及压抑动作行为，而强迫症患者也存在过度激活，因此基底神经节的功能很可能和这三种病症都显著相关。基底神经节中很可能存在着某种干预性机制，它会扰乱大脑中多巴胺与5-羟色胺的平衡。

精细动作问题

我们在前文中已经讨论论过，精细动作的问题常常和基底神经节的功能异常有关，本章前面的部分也讨论过书写的问题。另一个可能和基底神经节活动相关的有趣现象是，我们焦虑时会出现细微的震颤。当我面对听众演讲的时候，我不会把稿纸拿在手中，因为稿纸会因我的焦虑而颤抖，继而发出声音。当基底神经节过度激活时，我们更容易加强肌肉张力或者发生肌肉震颤。在临床实践中，我常常会给那些容易发生震颤的音乐家开一些心得安药物，帮助他们在表演过程中保持平静。

基底神经节的过度激活导致的肌肉张力加强常常伴随着头痛症状。我发现很多慢性头痛患者的基底神经节会出现小区域过度激活的现象。这种情况常常伴随着肌肉收缩性头痛[2]和偏头痛[3]。有意思的是，能降低激活水平的抗惊厥类药物，比如丙戊酸盐能有效减轻头痛的症状。

动机水平的高低

前面已经提到了，当多巴胺水平较低的时候，人们的动机水平也会随之降低，比如注意力缺陷障碍患者表现的那样。有趣的是，当5-羟色胺水平过高的时候，动机水平同样会下降。当医生给患者开了过多的提高5-羟色胺水平的抗抑郁药物时（比如百忧解、舍曲林、帕罗西汀、或者氟伏沙明等），患者常常会出现动机水平下降的现象。很多患者告诉我，因为服用这些药物他们无法做一些很重要的事情，因此他们只好停止服药。一位公司的CEO告诉我，他已经停止服用左洛复了，因为服药让他无法完成案头工作，而他竟然对此一点儿也不在乎。"那

---

[1] 注意力缺陷障碍患者的多巴胺水平过低。

[2] 症状是头颈背部的疼痛或者前额有一种紧绷感。

[3] 通常是单侧抽动性头痛，被认为是视觉中风或者其他疾病的前兆。

真的不像我会做出来的事。"他说。

基底神经节系统障碍自检表

下面是一个基底神经节系统障碍自检表。请阅读这个行为列表并为自己（或者你要评估的某个人）的行为打分。如果结果有5个以上3或4分的项目表明较有可能有基底神经节方面的问题。

1. 感到紧张／焦虑	12. 回避人际冲突
2. 惊恐发作	13. 过分害怕被别人评价或接受别人的检查
3. 出现肌肉高度紧张的症状（头痛、肌肉酸痛、手部震颤等）	14. 持续性的恐惧症
4. 心脏砰砰跳，心率很快或者胸部疼痛	15. 动机水平过低
	16. 动机水平过高
5. 呼吸困难或者感到窒息	17. 抽搐
6. 感到晕眩、昏厥或者脚步不稳	18. 字很难看
7. 感到反胃／腹部难受	19. 有快速的惊吓性反应
8. 出冷汗，忽冷忽热，双手冰凉	20. 在诱发焦虑的情境中容易被吓呆住
9. 喜欢做最坏的预测	21. 过分地担心他人的想法
10. 恐惧死亡／有一些疯狂的举动	22. 害羞／胆怯
11. 因害怕惊恐发作而回避公众场合	23. 很容易感到尴尬

0 = 从来没有	1 = 很少	2 = 偶尔	3 = 经常	4 = 频繁

多巴胺水平过高或者基底神经节活动过强可能会带来动机水平上升甚至动机过强问题。之前提到过，很多公司的 CEO 都有基底神经节活动增强的情况，他们愿意长时间工作。实际上，周末对这些人来说是最难熬的时光。在工作日他们整天都负荷运转，完成各种事项。而到了周末没有工作安排的时候，他们会焦躁不安、心情不佳。休息对他们来说非常陌生，根本就是令人感觉不适的，工作狂大概就是这么产生的吧。他们内部的无任务状态下的活动水平不允许他

们休息。当然，这有积极的一面。很多对社会负重要责任的人都是被基底神经节激活的状况所驱动，所以他们能长时间地工作。

让你每日放松的8种方法

本章中的治疗方法能帮你最大程度地治疗基底神经节的功能异常。这些方法是根据我们对基底神经节的认识以及我的临床经验得出的。请记住，基底神经节主要负责整合情绪和行为、精细动作的转换和连贯、设定身体的无任务状态活动水平或焦虑水平、调节动机水平以及引发快乐或狂喜等情绪。

☀ 方法1：杀死预测命运的"蚂蚁"

基底神经节存在异常的人常常喜欢预测未来最糟糕的状况。他们有一大堆预测命运的"蚂蚁"——自动的消极想法。学会克服这种悲观的预测倾向对治疗基底神经节的功能异常是非常有效的。我遇到过很多自称是悲观主义者的患者。他们说，如果他们能够预见到最坏的情况，那么等它们真正发生的时候，就不会因此而感到失望了。虽然他们从未失望，但他们的寿命往往很短。消极预测结果带来的持续性压力会降低免疫力，增大患各种疾病的风险。所以，你的想法其实影响着身体的每一个细胞。

学会杀死大脑中这些预测命运的"蚂蚁"对更有效地处理源自基底神经节的焦虑是非常重要的。每当你觉得焦虑或者紧张的时候，请试试以下的步骤。

步骤1

请将引发你焦虑的事件写下来。比如，你必须在很多人面前演讲。

步骤2

观察并写下你脑海中的自动的消极想法。一般来说，当你感到焦虑的时候，往往正在预测某件坏事的发生。最常引发焦虑的想法有：他们会认为我很愚蠢，其他人会笑话我。我说话会结结巴巴的，还会发抖，会看起来很紧张。

步骤3

把预测命运的自动的消极想法找出来或标记出来。将这些自动的消极想法识别出来的过程本身就能在一定程度上消除它们的影响。

步骤4

与自动的消极想法辩论，然后杀死它们。写下反驳这些消极想法的理由。想法不要一股脑儿全部接受。想法有时仅仅只是想法而已，并不都是事实，如果是由基底神经节的焦虑引发的，那么它们往往是不正确的。你不需要对自己的每个念头都深信不疑。你可以学习改变这种消极思维模式，通过预测好的结果来使自己的基底神经节平复下来。

☀ 方法 2：想象训练

将你的基底神经节设定到一个放松、健康的状态是非常重要的。最好的方法就是养成每天都做放松训练的习惯。每天花 20 ~ 30 分钟时间训练自己进入放松状态，这样做有很多好处，比如减轻焦虑、降低血压、减少肌肉的紧张和疼痛，还可以改善与人相处时的脾气。在引导语下进行想象训练是一种非常适合平时做的方法。

指导语：找一个安静的地方，在那儿你可以每天独自待 20 ~ 30 分钟。坐在一张舒适的椅子上，如果你不会睡着的话，也可以躺下来，然后让自己的心沉静下来。透过心灵的眼睛，找到一处属于你自己的天堂。我会问我的患者："如果世界上存在某个地方，在那里你会感到放松和舒适，你会选择哪里呢？"请用你的所有感觉器官想象这么一个特殊的地方。你会看到你想看的，听到你喜欢听的，闻到并品尝到空气中所有的芬芳和甜蜜，感受到所有你想感受的。你的想象越生动，就越能投入到想象中去。如果自动的消极想法干扰你，请当心它们，但不要执着于此。请再次把注意力集中到属于你自己的安全天堂当中。请缓慢、平静地深呼吸，享受这个小小的假期。

☀ 方法 3: 腹式呼吸

用腹部缓慢、平静地深呼吸。

在这个治疗方案中，呼吸是非常重要的一环。呼吸是为了从空气中获取氧气并且将二氧化碳等垃圾排放出去。你身体的每一个细胞都需要氧气来维持其正常的功能。大脑细胞对氧气尤为敏感，缺氧 4 分钟以上，它们就会开始死亡。大脑中氧气含量任何细微的变化都可能改变一个人的感觉和行为。当某个人愤怒的时候，他的呼吸方式会立刻发生改变，呼吸会变浅而且特别急促。这种呼吸方式的效率很低，因此愤怒的人血液中的氧含量会变低。这样一来，大脑的氧供应量相应也会减少，继而这个人会更加易怒、冲动、困惑，也更容易有消极行为，比如大喊大叫、威胁或者打人。

学会正确的呼吸方式，请尝试下面这个练习：

坐在一张椅子上。保持舒服的姿势并闭上眼睛。一只手放在胸前，另一只手放在腹部。然后，花几分钟时间来感受呼吸的节律。

你是用胸部呼吸吗？还是用腹部呼吸？或者用它们一起呼吸？

你的呼吸方式对每一刻的感受都有巨大的作用。你见没见过婴儿或者小狗的呼吸方式？它们几乎只用腹部呼吸，胸口几乎不动，而大多数成年人则几乎都在用上半部分胸部呼吸。

为了纠正这种不良的呼吸方式，我会让我的患者成为用腹部缓慢、平静地深呼吸的专家。大部分人只需半小时就能学会新的呼吸模式，而这种模式能使他们放松，并能让他们对自己的感受和行为有更好的控制感。

请仰面躺下来，然后在腹部放一本书。当你吸气的时候，让这本书上抬；而当你呼气的时候，让这本书下落。将身体的呼吸中心下移能让你更加放松，并有更好的自控力。请保证每天 5 ~ 10 分钟的腹式呼吸练习，这能让你基底神经节平静下来。

☀ 方法 4：冥想和自我催眠

冥想的形式有很多，包括腹式呼吸和引导下的想象训练。赫伯特·班森医生在他的经典著作《放松反应》中描述了他让患者每天空出一段时间将注意力全部放在一个词语上的练习。如果有其他想法使患者分心了，那他们就需要努力训练自己的思维，使其重新关注刚才的词语。这个简单的练习的效果令人吃惊：患者的血压和肌肉紧张度都有显著的下降。

自我催眠利用了"基底神经节的抚慰"天然的力量，很多人甚至都不知道这种力量的存在。它就在你的身上，在你集中注意力的能力当中。很多人不理解，催眠其实是一种自然的现象，它是经常会发生在我们身上的出神状态。最常见的催眠状态是"高速公路催眠"。在高速公路上，我们对时间的感觉和意识会进入一种出神的状态。当你非常入迷地读一本书或者看一部电影时，是不是感觉两个小时过得就像几分钟一样快？时间扭曲是处于催眠状态中的一个普遍特点。我们的注意力非常集中，从而会使我们进入一种催眠的状态之中。

下面是我个人一些非常简单的自我催眠步骤。第一次练习的时候，大约要做两三次，每次 10 分钟，按照下面的 6 个步骤进行。

步骤1

放松。坐在一张舒服的椅子上，双脚着地，双手放在腿上。

步骤2

在墙上找一个点，这个点位于你平视时微微靠上的位置。盯住那个点。在这个过程中，你心里默默地从 1 数到 20。当你的眼皮开始变沉的时候，请快速捕捉这个瞬间，然后闭上眼睛。事实上，即使不想也请把它们慢慢闭上。

步骤3

然后做一次深呼吸，尽可能地深深吸气，然后缓慢地呼出。深吸再缓慢呼出，重复 3 次。每一次吸气的时候，都要感觉到胸腔和腹部的扩张，想象自己吸入了平静和冷静的气息；而在每一次呼气的时候，要感觉到胸腔和腹部的放松，所有的紧张感都被带走了，所有妨碍你放松下来的东西也都被带走了。这时，你会发现自己的内心一片宁静。

步骤4

接下来，紧紧地挤压眼皮的肌肉，眼睛闭得越紧越好。然后，慢慢地放松眼皮的肌肉，体会它们放松的感觉。想象这种放松从你的眼皮肌肉蔓延到脸部，然后一直向下蔓延到肩部和手臂，继而到达你的胸部并蔓延到身体的各个地方。肌肉把眼皮的那种放松的感觉传递开来，一直向下，直到脚底。

步骤5

在你放松全身之后，想象自己在自动扶梯口，站在扶梯上并乘着它往下走，慢慢地从20开始往下数。当你到达扶梯底部的时候，你就会变得非常放松。

步骤6

继续享受一会儿这种气定神闲的感觉。然后重新站上自动扶梯，乘着它往上走，在心里默数到10。当你数到10的时候，睁开眼睛，这时你会感到放松、神清气爽而且头脑清醒。

为了让这些步骤更好记，请记住下面这些词语：

集中注意力（把注意力集中到某一点上）；

呼吸（缓慢而深入地呼吸）；

放松（肌肉循序渐进地放松）；

往下（乘着自动扶梯往下）；

往上（乘着自动扶梯往上，然后睁开你的眼睛）。

如果你无法记住这些步骤，你可以把它们录下来，然后听着录音练习。

开始做这个练习的时候，请不要着急，多给自己一点儿时间。有的人会因为非常放松而短暂地睡着。如果发生这种情况，也不必慌张。这是一个很好的信号——你的确非常放松！

当你练习了一段时间之后，可以再加入视觉想象的练习。

找到一个属于你的天堂：一个让你感觉舒适的地方，一个你用所有的感官想象出的地方。我通常会"去"海滩，我可以在那里得到放松，它会唤起我美好的回忆。我可以看到海洋，感受脚趾间的沙砾，温暖的阳光以及掠过皮肤的微风。我还可以闻到空气中以及舌头上咸咸的味道，听到海鸥的叫声、海浪拍打沙滩的声音以及孩子们的嬉戏声。你的天堂是真实的，也可以是虚构的。它可以是任何一个你愿意待在那里的地方。

到达自动扶梯的底部时，想象你进入了这个属于自己的独特天堂之中。花几分钟时间，利用你的各种感官尽量去想象出这样一个地方。

至此，有趣的事情才刚刚开始。当你完成了所有放松的步骤，想象自己置身于天堂之中，你的思维就具备了改变的能量。

现在，你可以开始把自己想象成希望成为的样子，不是你现在的样子。请每天留出至少20分钟时间进行这项为自己充电、改变生活的练习。练习的结果将会让你惊讶不已。

在每一次练习的过程中，要将注意力集中在某个想法、理想或者某种情绪状态上。维持这种想法、理想或者情绪状态，直到想象自己已经完全融入其中。比如，你希望更放松，希望看到自己处于冷静的状态，那么请用所有的感觉器官去想象这种状态。想象自己非常放松，以一种积极而轻松的方式与人交流。辨别周围环境的气味，体会肌肉的松弛，感受舌尖热饮的温存，闻到一阵芳香，并感受手中杯子的温度。体验这种放松的感觉，在你的想象中，让它尽量真实地呈现出来，这样这些理想的状态就能成为现实。

如果你不能立刻做到完全放松，请记住：自我催眠并不是魔法。它是一种需要注意力和练习的技术，它需要并值得你不断付出努力。

值得一提的是，我的一位患者告诉我，每当他从自我催眠的状态中回到现实的时候，他的字会写得更好，各种动作的协调性也得到了提高，这听起就像是基底神经节得到了平静一样。

☀ 方法 5：18 / 40 / 60 规则

有基底神经节功能障碍的患者通常整天都在担心别人对他们的看法。为了帮助他们解决这个问题，我会教他们 18 / 40 / 60 规则：

- 当你 18 岁的时候，你会觉得每个人都在关注你；
- 当你 40 岁的时候，你完全不会介意别人对你的看法；
- 当你 60 岁的时候，你会意识到没有人关心你的私事。

人们整天都在担心和思考他们自己的事，而不是你的事情。想一想你自己是怎样度过一天的。今天你都想了些什么呢，是其他人在干什么吗，还是你自己要做什么或者想做什么呢？显然你一直都会想这些事情：你这一天需要做什么，要见什么人，要付哪些账单，老板或者孩子会给你带来什么麻烦，你的伴侣是不是喜欢你等。人们只会关心他们自己的事，根本不会关心你的事情！你需要根据自己的目标来思考并且做出决定，不是父母的目标，不是朋友的目标，也不是同事的目标。

担心别人对自己的看法是那些患有社交恐惧症或者那些会对社交情境感到害怕或不适的人的普遍特点。潜在的问题是，这些人常常觉得别人在评价自己：外貌、服装、谈吐等。

停止担心别人对自己的看法，把你的思维、决定和目标都集中到你真正渴望的事物上和那些对你而言真正重要的事物上。我并不是在鼓励以自我为中心的生活方式，大部分人都希望自己能和别人建立起友好的关系，并且希望自己能够对他人有所帮助。但是你需要根据自己的想法行动，而不是根据他人对你的看法。

☀ 方法6：学会如何处理人际冲突

很多人非常害怕与别人发生冲突，所以他们会不惜一切代价避免混乱的局面。这种"冲突恐惧症"其实并不能减少冲突，却可能使关系更加混乱。

下面是4个非常典型的害怕冲突的例子。

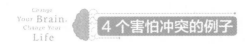

为了成为一个"亲爱的妈妈"，莎拉总是迁就自己4岁儿子的坏脾气。可是过去的一年中，儿子发脾气的次数越来越多，她非常沮丧。她现在已经习得性无助了，只好不断妥协，仅仅为了维持表面的和平。

比利是一个10岁的男孩，他常常被另一个高个子的10岁男孩赖安威胁恐吓。赖安要求比利交出午饭钱，否则就要揍他。为了避免挨揍，比利一整年都在忍受赖安的恐吓。

凯利觉得和丈夫卡尔非常疏远。她觉得丈夫总是想控制自己，并且像对待小孩子一样对待自己。他会抱怨她花钱太多，抱怨她的穿着打扮，还会抱怨她的朋友。虽然这让凯利非常烦恼，但是她却很少表现出来，因为她不想跟丈夫发生争吵。然而，她发现自己对性生活没有兴趣，她常常觉得疲劳和愤怒。相较之下，她更喜欢和朋友一起待着。

比尔在查特的公司当了6年的领班。但是最近4年来，查特对他越来越挑剔，还常常在别人面前奚落他。因为害怕失去工作，比尔什么也没说，但是他却变得越来越抑郁，喝酒也越来越凶，并且对工作失去了兴趣。

"冲突恐惧症"会使别人踩到我们头上而不需要承担任何后果。为了在关系中获得力量，我们必须为自己和自己认为对的事情站出来。这并不意味着我们要变得很凶或者令人厌恶，我们完全可以用非常理性而友好的方式坚持自己的想法。无论如何，坚持是最重要的。

让我们看一下，在上述例子中人们应该如何通过更有建设性的方式处理问题，这会给他们在生活中带来更多的力量和话语权。

莎拉需要制定一个规则：只要她的儿子乱发脾气，就不能得到自己想要的东西。必须这样，绝无例外。对儿子的妥协其实是在教儿子如何发脾气，这不但损害了他们的母子关系，也在教他如何对别人提出过分的要求，从而损害了他建立社会关系的能力。如果莎拉坚决、友好，并且持之以恒，那么她会发现情况将迅速发生显著改变。

比利的妥协其实是在让赖安认为恐吓是有效的手段。要尽早站出来拒绝他，即使会挨揍也比整年都在痛苦中度过强得多。所有威胁几乎都来源于那些不会反击的人身上。他们会使用恐吓手段，但很少敢真正实施恐吓的内容。

凯利在夫妻关系初期就选择了一个错误的策略来回避两人间的冲突。凯利最初的妥协让卡尔认为她是完全可以被控制的。多年的妥协之后，站出来对抗自己的丈夫非常困难，但这对挽回两人的关系至关重要。有很多人在妥协了多年以后能站出来为自己抗争，并改变了亲密关系的模式。有时候，你需要通过离婚让对方相信自己的决心。在婚姻中被控制的结果往往是会患上抑郁症和性冷淡。坚决而友好地站出来为自己抗争通常是挽救婚姻的一种方式。

当比尔允许查特在别人面前羞辱自己的时候，他已经放弃了自己的权利。没有什么工作值得你忍受老板的折磨。而且很多人发现，如果他们不卑不亢地站出来向老板抗议，那么老板今后蔑视他们的可能性会降低许多。如果在合理地向老板抗议之后他仍然看不起你，那么你就该换一份新工作了，从事一份自己不喜欢的工作会减少你的寿命。

自信意味着以坚定而理性的方式表达自己的情感，下面 5 条规则会帮助你以一种健康的方式表达自信。

1. 不要因为反抗别人的愤怒而感到不适就选择妥协。

2. 不要让别人的观点影响你对自己的看法，你的合理观点也需要被尊重和
   理解。

3. 说出你的看法，并且坚持你认为正确的事情。

4. 保持控制自己的自持力。

5. 你可以尽可能保持友善，但是首先必须坚持自己的观点。

要记住，是我们自己促成了别人对待自己的方式。我们对别人的坏脾气妥
协就是在教他们如何来控制自己。当我们通过坚定而理性的方式坚持自己的想
法时，别人就会尊重我们，并且以相同的方式对待我们。如果你长期都允许别
人在情感上忽视你，那么他们对你新建立起的自信会有一点儿抵触。但是请务
必坚持下去，你会帮助他们学会这种新的关系模式，也会使自己的基底神经节
变得平静。

☀ 方法 7：适当服用药物

抗焦虑药物通常对于严重的基底神经节功能障碍有很大的帮助。当其他治
疗技术无效的时候，药物往往能够治疗紧张、长期的应激、惊恐发作和肌肉紧
张等症状，有 5 类药物能够有效治疗焦虑。

苯二氮卓类是最常见的抗焦虑药物，已经有多年的使用历史。安定、阿普
唑仑、劳拉西泮、去甲羟基安定、氯卓酸钾都是常见的苯二氮卓类药物。它们
有几大优点：见效快、副作用小、效果好。但是从消极的角度来说，长期地服
用会导致药物成瘾。在对惊恐发作的治疗讨论中，我通常会给患者开阿普唑仑
作为短期的抗抑郁药，同时配合使用其他治疗基底神经节的方法。

丁螺环酮对治疗长期焦虑症是非常有效的，它不会导致药物成瘾。但是从
消极的角度来说，它需要几周的时间才会见效，而且必须坚持服用。它已经被
证明对暴力行为有一定的平复镇定效果。

某些抗抑郁药物，比如盐酸丙米嗪片和单胺氧化酶抑制剂苯乙肼，对于

治疗恐惧症特别有效。我发现，这些药物也能治疗边缘系统和基底神经节功能障碍。

局部基底神经节的异常和局部的边缘系统改变一样，神经镇定类的药物对此疗效不错，比如利他林、卡马西平和双丙戊酸钠。

最后我发现，抗精神疾病药物对治疗严重的焦虑症也有一定的帮助，比如维思通（利培酮）、甲硫达嗪片和氟哌丁苯，因为它们有副作用，所以通常在其他选择无效之后我才会使用它们。当患者有精神病性症状时，这些药物往往是能救命的。

☀ 方法 8：基底神经节营养餐

正如在介绍深层边缘系统的治疗方法中讲过的，食物对情绪也能产生很大的影响。如果你的症状是基底神经节的活动过度和焦虑，那么你最好均衡地饮食，不要让自己太过饥饿，血糖过低会使焦虑加剧；如果你的基底神经节活动过低或者动机水平很低，最好多吃一些高蛋白低糖的食物，这会让你更加精力充沛。拒绝咖啡因的摄入对此通常也是很有帮助的，因为咖啡因可能会让你更加焦虑。此外，拒绝酒精也是一个好办法，虽然酒精能够短暂减缓焦虑，但是戒酒的过程常常会引发焦虑，这种源于戒酒的焦虑会比酒精成瘾更危险。

还有一些草药，比如卡瓦胡椒汁和缬草根也能够治疗焦虑症，并对基底神经节有镇定的作用。维生素 B，尤其是维生素 B_6，在 100～400 毫克的剂量内对焦虑症也是很有效的。如果你服用维生素 B_6，最好配合服用 B 类复合补充剂。我的患者们还发现洋甘菊和薰衣草精油也有助于情绪的镇定。

04

爱冲动的人生

3号脑区：前额叶——大脑公司CEO

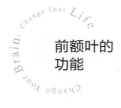

前额叶的功能

- 调节注意广度
- 控制冲动行为
- 自我监控和管理
- 判断性思维
- 从经验中学习
- 与边缘系统交互作用
- 做出判断
- 组织
- 问题解决
- 前瞻性思维
- 体验和表达情绪
- 共情

　　前额叶（prefrontal cortex, PFC）是大脑最主要的部分（见图4-1）。它占据了大脑前部空间的 1/3，位于前额下。它被分为 3 个部分：背外侧前额叶 [1]、眶额

────────────

[1]　前额叶的外表部分。

回 ① 和扣带回 ②。扣带回通常被认为是边缘系统的一部分，我们会单独介绍。背外侧前额叶和眶额回被认为是大脑控制的中枢，在这一章中我们将一起介绍它们。必要时，我会分别介绍它们各自的功能。

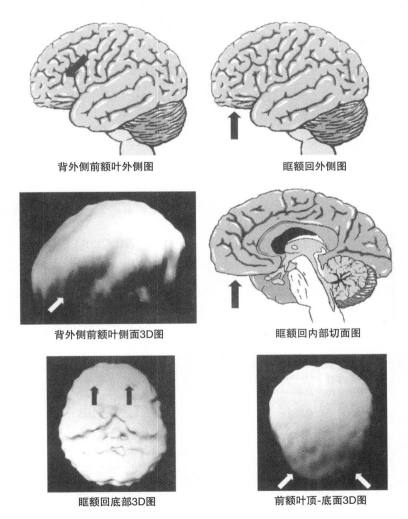

背外侧前额叶外侧图   眶额回外侧图

背外侧前额叶侧面3D图   眶额回内部切面图

眶额回底部3D图   前额叶顶-底面3D图

图4-1　前额叶

----

① 前额下方的大脑部分。
② 位于额叶的中央地带。

前额叶监控大脑的执行功能。总的说来，前额叶是大脑负责观察、监控、引导、指挥和关注行为的神经系统结构。它监控"执行功能"，这是一种管理能力，比如时间管理、判断、冲动控制、计划、组织和判断性思维等。人类是一种能思考、提前计划、合理地支配时间以及与他人交流的生物，这些能力很大程度上都是通过大脑这个区域的功能实现的。前额叶负责的管理行为对我们完成目标、有社会责任感、生活得更有效率都是非常必要的。

北卡罗来纳州的神经精神病医生托马斯·瓜尔蒂耶里对前额叶这种人类特有的功能进行了简单的概括："它让我们具备了下述能力：设定目标，制订出实现目标所需的计划，并有效实施。在计划实施时如果遇到障碍或者失败，也能够改变进程，即兴判断，在无需外部指挥或者组织的情况下，成功地实现目标。个体这种设定目标继而完成的能力被认为是成熟高效人格的一个基本方面。它不是社会习俗或者文化的产物，它与前额叶的结构及其回路等这些生理层面的因素有着密切的联系。"①

前额叶，特别是眶额回的功能使你可以在说什么或者做什么之前事先加以构思，然后再去行动。比如，如果你和你的伴侣对某事意见不同，而你的前额叶功能良好，那么你将能用一种理性的方式处理这种冲突情境；但是如果你的前额叶功能较弱，那么你很可能会做出一些不加思索的事或者说一些不经大脑的话使情况变得更糟。前额叶能够帮助我们解决问题、预见情境的变化并且通过经验选择出最有效的行动方式。棋类的游戏常常需要玩家具备很好的前额叶功能。

这个区域还能帮你从错误中吸取经验教训。良好的前额叶功能并不意味着你永远不犯错误，它的功能可以让你不至于重复地犯相同的错误。你能够从过去经验中学习，并将这些经验应用于未来。举个例子，一名前额叶功能良好的学生能根据自己的经验得出：如果他能在完成一个长期项目时早早动手，那么就会有更多的时间进行研究，完成项目带来的焦虑也会减少很多。而前额叶功

---

① 相关内容参见约翰·斯坦（DJ Stein）所著的《人格障碍神经精神病学》（*The Neuropsychiatry of Personality Disorders*）。

能较差的学生就很难从过去的失败中吸取教训，他们仍然会把所有的事情拖到最后一分钟去做。缺乏从过去经验中学习的能力的人，前额叶功能往往存在缺陷。这些人常常会重复犯相同的错误。他们实施行为并非基于经验，而是基于他们当下的要求和需要。

前额叶，尤其是背外侧前额叶，还和注意广度有关。它能把你的注意力集中在重要的事情上面，并排除那些次要的想法和感觉。注意广度涉及短时记忆和学习的功能。前额叶通过与大脑的各种神经回路连接，能帮你持续地工作，让你的注意力能一直保持到任务完成。当你需要集中注意力时，前额叶会向边缘系统和负责感觉的脑区发送镇定信号，从而减少从其他脑区中传来的干扰信息。当前额叶的功能受到抑制时，你更容易分心，这一点我将在随后的注意力缺陷障碍中详细介绍。

前额叶，尤其是背外侧前额叶，还负责体验和表达情绪。它能使你体验到快乐、悲伤、喜悦和爱。它的功能与更低级的边缘系统有所不同。虽然边缘系统控制着情绪和性欲，但前额叶能把边缘系统的加工结果转换为可被意识识别到的感受、情绪和语言，比如爱、激情或者怨恨。这个区域活动受到抑制或损伤将会导致思想和情绪表达能力的下降。

谨慎的思考和冲动的控制也和前额叶的功能密切相关。为了得出更好的结论，人们有能力思考各项行为的后果：选择一个合适的伴侣、和顾客交流、管教调皮的儿童、分配开支、在高速公路上驾驶，等等。这种能力对有效率的生活也是非常必要的，它几乎体现在人类生活的方方面面中。如果没有良好的前额叶功能，我们就难以维持统一、理性的行为模式，就可能出现各种盲目的冲动行为。

前额叶帮助我们处理情绪。前额叶和边缘系统之间有很多神经连接，前额叶能够发送抑制信号，继而控制边缘系统的功能。所以，它会帮助你"用头脑处理自己的情绪"。当这部分脑区的功能受损或者受到抑制时，尤其当左侧前额叶功能受损时，就会导致边缘系统的活动无法很好地得到抑制。如果边缘系统的激活过度，就大大提高了抑郁症发病的风险。最典型的例子就是那些左侧前额叶中风的患者（见图 4-2），他们中大约有 60% 的人在一年之内患上了重度抑郁症。

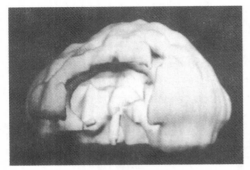 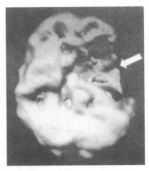

侧面3D图

注意右侧额区巨大的空洞
底部3D成像图

图4-2 脑中风患者左额叶3D成像图

与冲动人生相关的心理障碍

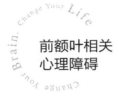

前额叶相关
心理障碍

- 注意广度变窄
- 缺乏耐性
- 精神活动亢奋
- 长期迟到，时间管理能力很差
- 做事情缺乏条理
- 判断力差
- 短时记忆障碍

- 容易分心
- 控制冲动时出现问题
- 拖延症
- 情感缺乏
- 错误知觉
- 无法从经验中吸取教训
- 社交和考试焦虑

前额叶功能异常的患者常常会做出一些让他们自己后悔的事情，这就是冲动控制有障碍的体现。他们还会出现注意广度障碍、容易分心、做事拖延、判断力差以及不会自我表达等问题。前额叶功能异常所带来的困扰更容易在需要集中注意力、控制冲动和做出快速反应时出现。考试焦虑和社交焦虑是前额叶障碍患者比较有代表性的表现。考试需要集中注意力，并从记忆中提取信息。很多有前额叶障碍的人都会在考试时遇到困难，因为他们即使已经为考试做了充分的准备，也无法在应激状态下激活储存知识的脑区。社交情境也需要集中注意力并控制冲动，还需要能处理一些有不确定因素的事情。前额叶的活动水平下降常常导致某个人在交谈过程中思维"一片空白"，这种反应自然会造成社交时的不安。

当男性患有前额叶障碍时，他们常常无法体验到自身的情感，因此他们的伴侣就会抱怨他们从不分享心情。这会给亲密关系造成严重伤害。比如，很多女性会责备伴侣太过冷漠无情，但事实上，是前额叶功能的缺陷使他们无法进入当前的情绪状态之中。

☀ 注意力缺陷障碍

前额叶神经机能失调会导致注意力缺陷障碍的发生。前文提到过，注意力缺陷障碍患者试图集中注意力时，前额叶的激活水平反而会减弱，而正常人集中注意力时前额叶活动会增强。因此，注意力缺陷障碍患者会出现以下症状：内部监控能力变差、注意广度狭窄、容易分心、没有条理、精神活动亢进[1]、冲动控制障碍、无法从经验中吸取教训、缺乏前瞻性以及做事拖延等。

下面是注意力缺陷障碍患者最常见的几个特征，通过这些症状，你可以清楚地看到这种疾病和前额叶功能之间的联系。

你越是努力，情况就越糟

研究表明，对于注意力缺陷障碍患者来说，他们越想集中注意力，表现反

---

① 只有大约一半的注意力缺陷障碍患者会出现精神活动的亢进。

而会越糟糕。当他们努力集中注意力的时候,前额叶的神经活动会减弱而非增强。家长、老师、监护人或者老板给注意力缺陷障碍患者施加的压力越大,他们的表现反而会越差。而当这种情况发生时,家长、老师或老板往往会把这种糟糕的表现理解为患者的态度不端正,从而引发更加严重的问题。曾有一位有注意力缺陷障碍的男性患者告诉我,每当他的老板给他施加压力让他把工作做好时,他的表现会比平时更差,虽然他真的想努力做得更好一些。虽然我们每个人都会因为表扬而表现得更好,但是我发现,这种表扬对于注意力缺陷障碍患者来说几乎是必须的。当老板通过积极的方式鼓励患者时,他会变得非常高效。在教育、指导或管理注意力缺陷障碍患者时,表扬和鼓励远远比给予压力更有效。注意力缺陷障碍患者在有趣、有刺激性并相对轻松的环境中会表现得很好。

注意广度变窄

注意广度变窄是注意力缺陷障碍的标志性特征。注意力缺陷障碍患者难以长时间维持注意力和耐心。他们的注意力总是会四处游走,离开当前的任务,并去思考其他的事情。但是,注意力缺陷障碍患者的一个特点常常会让一些经验不足的医生放松警惕并做出错误的判断,这就是患者并不会对所有的事物都会表现出注意广度变窄。一般情况下,注意力缺陷障碍患者能够对新鲜、新奇、高刺激性、有趣或恐怖的事物保持较好的注意力。这些事物具备足够的内部刺激,会激活前额叶,从而使患者集中注意力。患有注意力缺陷障碍的儿童可能会在一对一交流的情境中表现良好,但是在30人的课堂上就会走神。举个例子,我的儿子有注意力缺陷障碍,他曾经花了4个小时完成只需要半小时就能完成的家庭作业,因为他做功课时总是走神。但是,如果你给他一本汽车音响杂志,他能迅速从头读到尾,并且能记住杂志中的每一个细节。这类患者无法长时间注意那些常规、普通、日常的事物,比如家庭作业、学校功课、家务或者文案工作等。平凡对他们来说是最可怕的,这并不是他们能选择的问题,而是他们需要刺激和有意思的事情激发前额叶的功能。

很多夫妻告诉我,在他们亲密关系开始的时候,患有注意力缺陷障碍的一方能够长时间地对另一方保持关注。新爱人的刺激帮助他集中了注意力。但是,就像所有的关系都会出现的那样，当这种"新鲜感"和关系的激情慢慢消退时，注意力缺陷障碍患者就会无法对对方保持足够的关注，他倾听的能力也就萎缩了。

容易分心

前面已经提到过，前额叶能够向其他脑区发送抑制信号，抵制外界输送进来的信息，这样你就可以集中注意力了。当前额叶处于激活不足的状态时，它就无法抑制其他脑区的活动，从而导致信息的大轰炸。注意力缺陷障碍患者在各种情境中都会出现分心的情况。在教室里、在会议中，或者在倾听爱人说话时，注意力缺陷障碍患者总是会倾向于去注意其他事情的发展，而无法把注意力放在当下的事情上。他们会环视房间、目光游离，显得无聊烦躁，还会忘记话题进行到哪儿了，并可能会说些无关话题打断谈话。分心和狭窄的注意广度都会导致他们需要花费更多的时间来完成工作。[①]

冲动

缺乏对冲动行为进行控制的能力会使注意力缺陷障碍患者陷入水深火热之中。他们会对父母、朋友、老师、同事或者顾客说一些不合适的话。我曾经遇到过一位患者，他总共被炒了 13 次鱿鱼，因为他无法控制自己的言辞。虽然好几次他都真的很想保住工作，但他总是想什么说什么，根本还来不及思考话就脱口而出。缺乏深思熟虑的决定常常也和冲动有关。很多注意力缺陷障碍患者不愿意思考问题，他们想要一个立竿见影的解决方法，并不假思索地开始行动。冲动还会导致注意力缺陷障碍患者无法按部就班地工作，他们常常会直接找老板解决问题，而丝毫不考虑工作的常规流程，这会招致同事和上级的怨恨。冲动还会导致其他的问题，比如撒谎（说出头脑中出现的第一个念头）、偷窃、外遇以及冲动性消费。我接诊过很多注意力缺陷障碍患者，他们都对自己的行为感到羞愧和内疚。

---

① 全球具有影响力的分心研究者爱德华·哈洛韦尔（Edward Hallowell）在《分心不是我的错》中分析了分心背后的生理学原因，开启你正确认识分心的第一步。这本书已由湛庐文化策划、山西教育出版社出版。——编者注

冲突寻求

很多注意力缺陷障碍患者会无意识地通过寻求人际冲突来刺激他们前额叶的活动。他们不知道自己在做什么，也没有刻意如此，甚至会否认自己故意找麻烦。但是，他们总是一再地寻求人际关系上的冲突。他们的前额叶相对而言缺乏活动和刺激，因而会对精神刺激更加渴求。机能亢进、焦躁不安和精力旺盛往往是最常见的自我刺激方式。我还见过另一种用来"激活自己大脑"的方式——引发混乱。如果他们能够让自己的父母或者伴侣感到情绪紧张或者冲他们发火，就提升了他们前额叶的活动水平，使他们的精神活动更加协调。当然，这不是一种意识层面现象。但是，很多注意力缺陷障碍患者似乎都有人际冲突成瘾。

注意力缺陷障碍儿童患者的父母常说，孩子是吓唬他们的专家。一位母亲告诉我，当她早晨醒来的时候，总会暗暗发誓绝不冲8岁的儿子发火或因为他的行为而烦恼。但是，在他每天上学之前，他们总会发生至少三次争吵，而且彼此都感到这样很可怕。当我解释说，这个孩子其实是在无意识地寻求来自母亲的刺激时，她停止了对孩子的责骂。当父母停止提供责骂、痛打、说教等消极的刺激之后，这些孩子的消极行为也会随之减少。每当你被这些孩子们吓一跳时，请不要发作，反而要尽可能温和地和他们说话。这样，你至少可以帮助他们消除对混乱无序的成瘾，也可以降低你自己的血压。

另一种注意力缺陷障碍患者身上常见的自我刺激行为是过于担心或者关注生活中的问题。通过担心或者不安而产生的情绪混乱能产生一定的化学物质，继而维持大脑的激活水平。有一位同时患有抑郁症和注意力缺陷障碍的女性，每一次治疗开始时，她都会跟我说她想自杀。她注意到这会让我感到焦虑，而且，她似乎非常享受向我倾诉自杀的可怕细节。在连续听了她说起自杀念头一年之后，我告诉她，她并不会真的自杀，她只是在利用我的反应刺激自己。我们注意到，很多注意力缺陷障碍患者在家、工作单位或者学校中总和一个或者几个人保持着混乱而糟糕的关系。他们似乎会无意识地选择一些比较脆弱的人，然后不断地和他们唇枪舌战。很多注意力缺陷障碍儿童患者的母亲告诉我，她们很希望能离开家庭，她们无法忍受和患者的持续性混战。而很多患注意力缺陷障碍的儿童和成年人都有无事生非的倾向。他们会毫无理由或者蛮不讲理地嘲弄别人，这种行为往往会让那些"受害者"远离他们，最终导致他们与社会隔离。这些人可能是学校里的班级小丑或者工作单位里喜欢整天开恶意玩笑的人。

在临床实践中，我还遇到过一位男性，他一个人开了10家公司，因为他需要通过忙碌来保持大脑的活力！当他的大脑激活水平不足的时候，就会感到不适。

缺乏条理性

缺乏条理性是注意力缺陷障碍患者的另一个典型症状。它既包括物理空间上的混乱无序，比如房间、桌子、书包、文件柜和衣柜杂乱无章，也包括时间上的错乱。当你来到一个注意力缺陷障碍患者的工作区时，常常会惊叹他们居然能在这种环境下工作。他们的"资料"堆积成山，常常也难以码齐。他们似乎有一个只有自己才能弄清的文件系统，而且只有在他们状态好的时候才能弄清。很多患者会长期迟到，或者会把事情拖到最后一分钟才做。我有几个患者，为了叫醒自己，他们从警报公司买了好几个警报器。想象一下邻居的感受！他们还总是弄错时间，这也导致了迟到的频繁发生。

多头开工，完成甚少

注意力缺陷障碍患者充沛的精力和热情常常驱使他们同时启动很多项工作。但不幸的是，容易分心的特点和狭窄的注意广度减弱了他们完成任务的能力。一个广播站的负责人告诉我，在过去的一年中，他开启了超过30个特别节目，但实际只完成了几项而已。他说："我总是想完成它们，但是新的念头又冒了出来，所以我总要做一些新事情。"我还接诊过一位大学教授，在来看病前的一年里，他开启了300多个不同的研究项目。他的妻子说他最终只完成了3个。

情绪化和消极思维

很多注意力缺陷障碍患者总是情绪化、易怒并且消沉。由于前额叶不太活跃，所以无法很好地协调边缘系统的活动，这会导致边缘系统过度激活，进而导致情绪控制上的问题。很多注意力缺陷障碍患者会过分关注那些消极想法，而这种对消极想法的过分关注也成了他们自我刺激的一种方式。如果他们无法从环境中或是从别人身上找到混乱和刺激，那么他们就会在自己身上找麻烦。他们常常抱着一种"天要塌下来"的人生态度，而这会使他们更远离人群。

注意力缺陷障碍曾经被认为是一种过度活跃的男孩子才会有的问题，很多人认为症状能够在这些男孩子们青春期到来之前消失。现在我们已经了解到，大部分注意力缺陷障碍患者的症状并没有随着年龄的增长而消失，并且这种疾病也常会在女孩儿或者成年女性身上出现。据初步估计，美国大约有 1 700 万人患有注意力缺陷障碍。

如今，很多精神疾病都被认为有明显的遗传性，注意力缺陷障碍也不例外。下面是一个家庭的案例。

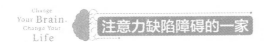

注意力缺陷障碍的一家

保罗第一次来我这里求诊时才 20 岁，他说自己无法完成大学高年级的课程，他无法完成期末论文，无法在课堂上集中注意力，学习动机水平很低。他觉得自己应该辍学，然后去为父亲工作。但是，他非常不希望在快毕业时放弃学业。当我询问他的病史的时候，保罗告诉我他曾经有过几次抑郁症发作，他曾服用百忧解，但收效甚微。保罗的脑扫描结果表明，他的边缘系统存在过度激活的问题，这和抑郁症患者的表现一致。而在完成集中注意力的任务中，他的前额叶没有发生激活，这和注意力缺陷障碍患者的症状一致。在服用了抗抑郁药和精神兴奋剂药物之后，他的病情出现了明显的好转。他最终完成了学业，还找到了一份理想的工作。

在看到儿子的治疗效果后，保罗的母亲帕姆也来到我这里寻求帮助。她在儿童时期就有过学习障碍。虽然她很有艺术细胞，但是她学习的动机水平很低，老师们觉得她是坏学生。当帕姆成年以后，她回到了学校，并且获得了小学教育学位。为了能够真正从教，她还需要参加国家教师资格考试。她考了4次，都以失败告终。当帕姆准备放弃并尝试换一种新的学习渠道时，她看到了保罗病情的好转。她觉得说不定这对她也有用。事实上，她的脑扫描结果和保罗非常相似，对她进行联合药物治疗的效果也非常好。4个月之后，她通过了国家教师资格考试。

看到家庭中两名成员的治疗都取得了积极成效，母亲把十几岁的女儿凯伦也送来了。凯伦的脑扫描结果和母亲与哥哥也非常相似。在服用药物之后，她对自己的改变十分惊讶：她可以在上课的时候集中注意力了，而且只需要花从前一半的时间就能完成工作。凯伦的自信心得到了很大的提高，她甚至开始竞争播音员的工作，而这对以前的她来说根本是难以想象的。

这个家庭中最不情愿来接受治疗的人就是父亲蒂姆。他说："我没有什么心理问题。你们看，我非常成功。"但是，他的家庭成员们都知道事情并非如此。虽然蒂姆经营着一家杂货店，但是他几乎过着隐居的生活。每天很早的时候他就会开始疲惫，很容易分心，工作方式也缺乏条理。他的杂货铺之所以经营得不错，很大程度上要归功于他的店员们，他们能很好地落实他的想法。他总是学不会新游戏，比如纸牌，这让他总是回避某些特定的社交场合。蒂姆喜欢刺激性强的活动，比如骑摩托车，在55岁时他仍然喜欢这类运动。以前，蒂姆的成绩并不好。虽然他智商很高，却差点儿大学没毕业。他不停地换工作，直到他买下了这个杂货店。最终，妻子说服了他来我这里看病。他们正准备离婚，因为妻子觉得蒂姆根本不关心她。后来他告诉我，他生理和心理都非常枯竭，所以无法和妻子分享生活中的乐趣。

在我们第一次的会谈中，蒂姆对我说，他不可能有注意力缺陷障碍，因为他在事业上非常成功。但随着我的询问，他逐渐回忆起了更多的事情。在儿童时期，他有一个外号——"快速小子"。他常常无法完成功课，常常分心，对学业也感到厌倦。蒂姆的脑扫描结果表明他是个典型的注意力缺陷障碍患者。当他试图集中注意力时，大脑的前额叶会趋于抑制，而不是被激活。当他得知一切时，就开始了沉思："也许这就是我总是学不会新游戏的原因。当我社交时，我总是努力地回应别人，却总是临场退缩。所以我选择回避这类情境。"

通过服用利他林，蒂姆的情况有了很大的改善。他精力更加充沛了，并能用更少的时间完成更多的工作。他和妻子的关系也渐渐好转了。他们都说自己从没想到在多年的疏远和伤害之后两人的关系还能恢复得这么好。

☀ 精神病性障碍

精神病性障碍，比如精神分裂症，会影响一个人分辨现实和虚幻的能力。这些心理障碍非常复杂，与几个大脑区域都有关，但是从某种程度上来说，神经递质的异常导致了前额叶活动减弱。

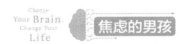

德里克是一名13岁的男孩，他因为严重的焦虑症来我这里求诊。他出现了精神病性障碍的症状，他觉得其他孩子都在背后说他的坏话，并且觉得他们想让他在全校人面前丢脸。德里克开始回避和同伴的接触。后来，在百货商场碰到熟人时，他甚至会躲到衣架里去，他害怕朋友们嘲笑他或者在别人面前说自己的坏话。他被这些想法吓坏了，渐渐不再去上学。德里克甚至认真地考虑过自杀。他总是想哭、失眠，并且极度焦虑，无法理智地讨论任何内心的情感。我对德里克进行了几个月的心理治疗，并且让他服用了一些抗抑郁和治疗精神疾病的药物，但却没有效果。当他停止服用所有药物之后，我对他进行了脑扫描。

德里克的脑扫描结果表明，他的前额叶在静息状态下活动水平明显下降，这在精神病性障碍患者中是非常常见的症状。这种情况还常常表现在某类精神病性抑郁症患者身上。这个研究结果让我开始尝试给他换一些更有效的药物。两个月之后，他的情况有了改善：他的情绪变好了，不再考虑自杀，对别人也不那么敏感了，他甚至能够对自己歪曲的想法给出其他解释。几个月之后，他变得更像一个正常的青少年了。6个月之后，我给他进行了一次跟踪扫描，结果表明他的前额叶活动趋于正常了。此后的6年之内，每半年我都会给他做复查。现在他已经成为一所名牌大学的学生了。

脑扫描在治疗过程中是非常重要的。它能够清楚地向德里克的父母证明：他的疾病是由于大脑功能的异常造成的，他无法控制自己的想法和情绪。这么一来，他们就能以一种更加理解和关怀的方式做出回应，从而降低家庭对患者的应激水平。

☀ 头部创伤

前额叶的位置使它特别容易受到头部创伤的影响。很多人都不太了解，头部的创伤有时甚至会是"非常微小"的，这仍然能改变一个人的性格和学习能力。当大脑的执行中枢或者前额叶存在创伤时，这种情况最容易发生。大脑是非常脆弱的，脑壳却是非常坚硬的。你的大脑处于一个封闭、有棱角的空间中。对于前额叶来说，情况尤为不幸，眶额回位于几个尖锐骨质的顶部，而背侧前额叶则位于头部常常发生撞击的部位下。

必须注意的是，很多人都会忘了自己曾经遭受过严重头部创伤。我们的诊前调查表上有这样的问题："你是否遭受过头部的创伤？"在患者就诊之前，助手也会询问患者病史。在这个环节，患者会再一次被问及是否经历过头部损伤。在对患者进行大脑扫描的时候，我们会第三次询问他是否有头部创伤的历史。如果我看到对这些问题的回答都是"没有"时，我会再一次询问患者这个问题。如果我得到的回答仍然是"没有"，我会对患者说："你确定吗？你是否曾经从树上掉下来过，或者在越过栅栏时摔倒，或者跳进过一个不太深的水池里呢？"我惊讶有那么多人这时才会想起他们遗忘已久或者觉得无关紧要的头部损伤。有一位患者当第 5 次被问到这个问题时，才用手拍了拍额头说："噢，对了！我 5 岁时从二楼的窗户上掉下来过。"很多其他患者也会忘记他们曾经撞破了挡风玻璃、从行驶的车上掉下来，或者从自行车上摔下来时无意中撞到了头的经历。

头部创伤是非常危险的，我常常告诉患者，他们的大脑比任何一台电脑都要精密。如果你把一台电脑摔到了地上，那么一定会存在把它摔出严重问题的可能性。同样，我们的大脑也非常脆弱，如果大脑的一些敏感部位发生创伤，就很有可能会导致认知功能的改变。

菲尼亚斯·葛吉为科学家们提供了一个头部创伤导致前额叶功能障碍的极端病例，这是医学文献中关于前额叶损伤的第一个病例。下面是一个和葛吉情况类似的当代病例。

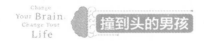

扎卡里 10 岁的时候是一个活泼好动的男孩子，他非常可爱、懂事，并且待人友善。他在幼儿园的表现也很好，其他孩子都很喜欢他。扎卡里要上小学的那个暑假，他和母亲一起开车去祖父母家里玩。突然，一个喝醉了的司机冲进了车道，于是扎卡里的母亲猛地把车转到了路边。车子失去了控制，撞到了一棵树上。这次事故中母亲的腿受了伤，而扎卡里由于安全带的保护，只是将头部撞上了侧面的挡风玻璃。他失去了意识，但只有十几分钟而已。

6 个星期以后，扎卡里发生了变化。他出现了暴力行为，弄坏了自己的玩具并且伤害了幼小的弟弟。他开始说脏话，言辞不当，还经常会打断别人说话。他变得粗鲁、矛盾、爱争吵，总在不断地找麻烦。第二年，他失去了学校里的朋友，因为他总是说一些伤害别人的话。在家里，他开始戏弄两只小猫，以至于当他走进屋子时小猫都会远远地躲开。事故发生的

6 个月之后，母亲意识到他肯定出了什么严重的问题，于是她带扎卡里去做心理咨询。而咨询师认为这是事故诱发的心理问题，还认为扎卡里和他母亲之间的关系太亲密了，所以建议让扎卡里变得更加独立。但是，这让事情变得更糟糕了。两年的咨询未见起色之后，母亲开始向扎卡里的儿科医生寻求帮助。他诊断出扎卡里患上了注意力缺陷障碍，并且给他开了利他林。但这也没有起效。相反地，这使他变得更加暴力了。

当扎卡里 9 岁的时候，他被带到了我这儿，我认为他可能有脑震荡后遗症。脑扫描结果表明他的左侧前额叶的活动程度明显下降，左侧枕叶的活动也下降了（见图 4-3），这说明他同时受到了前部和后部的创伤，这在头部创伤中非常常见。此外，他的左侧颞叶也出现了活动水平下降的情况。综合考虑之后，我决定用抗惊厥药剂来平复他的暴力行为，并恢复颞叶的功能；用金刚烷胺来帮助他集中注意力、控制冲动性行为。同时，他在学校也被分到了特殊的班级，在那里他可以接受认知再训练。几个月之后，他的行为开始改善了。

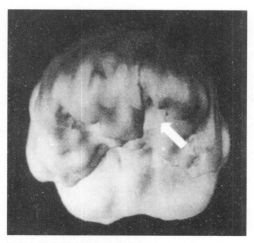

注意左侧前额叶活动明显减少

图 4-3　扎卡里受头部创伤影响的大脑前侧3D图

Change
Your **Brain,**
Change Your
Life

前额叶障碍自检表

　　下面是一个前额叶障碍自检表。请阅读这个行为列表并对自己（或者你要评估的某个人）的行为打分。如果结果有5个以上3或4分的项目则表明有前额叶异常的可能。

1. 无法特别注意细节，难以回避粗心大意的错误
2. 在生活中难以保持长时间的注意力（完成家庭作业、家务活、文案工作等）
3. 无法仔细听别人说话
4. 缺乏耐性，无法完成事情
5. 缺乏对时间和空间的组织管理能力
6. 容易分心
7. 缺乏制订计划的能力
8. 没有清晰的目标或者缺乏前瞻性思维
9. 无法很好地表达情绪
10. 无法很好地表达对他人的同情
11. 白日梦过多
12. 常常感到无聊
13. 缺乏兴趣爱好或者缺乏动机
14. 无精打采
15. 有空虚感或者总觉得茫然
16. 焦躁不安或者没法坐下来
17. 在需要坐下来时，不能安静地坐在位置上
18. 寻求人际冲突
19. 说话太多或者太少
20. 在问题还没有说完之前就不假思索地说出答案
21. 排队时总等不及轮到自己
22. 打断别人或者干扰别人说话（比如插入对话或者游戏）
23. 做事冲动（说话和做事都不经过大脑）
24. 难以从经验中吸取教训，总是会犯同样的错误

0 = 从来没有	1 = 很少	2 = 偶尔	3 = 经常	4 = 频繁

让你全神贯注变成功的10种方法

　　前额叶是大脑进化程度最高的部分。所以，它的功能对我们实现自己生活中的各项目标来说是非常重要的。回顾一下，前额叶负责集中注意力、注意广度、判断力、冲动控制和判断性思维。它控制着你认识情境、组织思维、制订

计划以及执行计划的能力。治疗这一部分脑区的功能异常时，我们需要"全神贯注"的能力。

☀ 方法 1：一页纸奇迹

当我第一次向我的患者们提到目标设定这个概念的时候，他们通常都会呆呆地望着我，或者含糊不清地说一些职业或金钱方面的事情。其实，目标设定并不是要你去设定一个遥远的理想。它关注的是设定一个当前的目标，而且是非常具体、有针对性的目标。设定一个你能在日常生活中完成的目标，这会给你的生活带来很大的不同。

不论患者多大，我都会让他们学习一个由我设计的、叫"一页纸奇迹"（One-Page Miracle，OPM）的练习。通过对成功的儿童和成年个体的研究，我发现他们都有强烈的个人责任感和清晰的目标。"一页纸奇迹"对几乎所有的想法、语言和行为都能产生引导效果。很多人通过这个练习变得更加专注了。

下面是一个真实案例，这是一个前额叶有创伤的患者。贾雷德是一名已婚男性，有三个孩子，他是一个律师。自从遭受头部外伤之后，他出现了严重的冲动控制问题，花在工作上的时间也变多了，这是他来到我的诊所寻求帮助的原因。

请你在看了这个例子之后，写一份属于你自己的"一页纸奇迹"。在你完成之后，把它放在你每天都能看到的地方，经常看看它。每天早上看一次就很好，它可以让你一整天都全神贯注。

你要让自己关注那些对你真正重要的事。这样，你的前额叶就能使你的生活走在正轨上。

Change
Your **Brain,**
Change Your
Life

贾雷德的一页纸奇迹

我在生活中需要些什么?

★ 人际关系

a. 配偶 / 爱人　和我的妻子拥有亲密、友好、体贴并充满爱的关系。

b. 孩子　成为孩子坚定、亲切、积极的支持力量。养育他们,使他们成为有责任感、快乐的人。

c. 其他家庭成员　保持和父母以及兄弟姐妹的密切接触,支持他们、爱他们。

d. 朋友　花时间维持并且培养友谊。

★ 工作 (尽全力成为最好的律师)

在平衡工作和生活的同时争取有最好的前途。我的工作特别需要集中花时间处理好已有客户的问题,还需要争取新的客户,每个月还要做一些公益活动回报社会。我会在工作时紧紧盯住目标,不因为其他无关的事情分心。

★ 金钱 (金钱是需要、欲望和安全保障)

a. 短期目标　仔细思考如何使用我们的积蓄,确保它能直接满足家庭和个人的需要以及目标。

b. 长期目标　存下我所有工资的10%。每个月存2 500美元作为养老基金,这样在65岁以后,每个月就会有5 000美元。

★ 自我 (尽全力成为最健康的人)

a. 身体　每天都要照顾好自己的身体。

b. 思维　感到平静、积极和快乐,以一种自认为自尊的方式生活。

c. 精神　以上帝所希望看到的方式成为一个好人。

Change
Your Brain,
Change Your
Life

你的姓名：_____

一页纸奇迹

我在生活中需要些什么？

★ **人际关系**

    a.配偶 / 爱人 _____

    _____

    b.孩子 _____

    _____

    c.其他家庭成员 _____

    _____

    d.朋友 _____

★ **工作**（尽全力成为 _____ ）

_____

_____

_____

_____

★ **金钱**（金钱是需要、欲望和安全保障）

    a.短期目标 _____

    _____

    b.长期目标 _____

    _____

★ **自我**（尽全力成为最健康的人）

    a.身体 _____

    b.思维 _____

    c.精神 _____

☀ 方法2：关注你喜欢的事物

下面的例子会展示这个治疗方法的强大疗效。

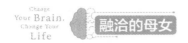
融洽的母女

7 年前我认识了杰米，她 14 岁，自杀未遂被送到了医院。她自杀是因为在学校表现很差，没办法跟上朋友。在她自杀前，因为母亲批评她学习成绩差，她们激烈地吵了一架。杰米父亲的家族有抑郁症病史，母亲也有注意力缺陷障碍的症状，但母亲拒绝进行诊断和治疗。杰米很忧郁，总是倾向于看到事情的消极面。她还缺乏组织条理，一直很难集中注意力完成功课，还很容易冲动。她被诊断患有抑郁症和注意力缺陷障碍。杰米的脑扫描结果表明，她的前额叶活动水平下降，边缘系统的活动增强。我开始对她进行药物治疗，让她同时服用百忧解和利他林，并进行心理治疗。几个月之后，杰米的情况有了显著的好转。她的情绪好多了，完成学校的功课也变得更容易了。面对挫折，杰米有了更好的忍耐力，也能更好地控制冲动了。在她出院之后，心理咨询次数逐渐减少了，各方面的情况也都很稳定。只有最后一个问题：她仍然会跟自己的母亲吵架。

在进行了两年的心理治疗之后，杰米来到我的办公室，并且忍不住流下了眼泪。"我再也受不了我的母亲了，"她说，"她总是挑剔我，并且让我感到不安。我知道你让我不要理她，但我实在忍不住了。她非常清楚怎么控制我。"在向我讲述了最后一次和母亲的争吵之后，我向她介绍了行为塑造的概念，并对她说："让我来教你怎么塑造你母亲的行为吧。当她用不当方式对你并在你身上寻求冲突，对你粗鲁或者残忍的时候，我希望你能保持安静，不采取任何回应。"

"哦，"杰米说，"我不知道自己能不能做到。不过我会试试的。"

我说："我知道，但是我希望你带着新的理解去尝试。当你的母亲用恰当的方式对待你时，比如倾听、帮助你的时候，我希望你能张开双臂拥抱她，并告诉她你有多么爱她和喜欢她。"杰米答应会尽最大努力去尝试。

一个月后她再次出现的时候告诉我，她和母亲度过了有史以来最为融洽的一个月。她母亲对她只发了一次脾气，而她没有对愤怒进行回应，而是给了母亲很多的拥抱。"我认为我做到了，医生，"她笑着对我说，"我现在能让事情朝着好的方向发展，也能让事情变得更糟。虽然我不能对母亲的行为负责，但是我却能对情境产生很大的影响。"

我为杰米感到骄傲。她学会了把注意力放在她喜欢的地方，而不是那些让她厌恶的地方。我使她不再成为母亲愤怒的受害者，而是学会在情境中运用自己积极的力量。

☀ 方法3：别让生活太无聊

我治疗过很多注意力缺陷障碍的患者，这种疾病最有意思的地方在于它的症状是多样的。注意力缺陷障碍患者常常难以应付那些常规、平凡的生活。然而，当他们面对有趣、令人激动、刺激性的任务时，往往就会表现得很出色。我给患者们的治疗建议是，不论是工作、人际关系还是精神世界里，他们都要保证其充满积极的意义和刺激。这会影响你究竟是会取得成功还是会陷于永远的失败。如果一位男性注意力缺陷障碍患者从事了一个自己不喜欢的枯燥职业，那么他就很可能需要更多的药物才能使病情得到缓解。但如果他的工作能够使他感到兴奋和充满动力，那么他需要的药物量会减少许多，因为工作情境本身就能够提供刺激。

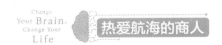

塞思是一位在海湾地区拥有好几家音像经销店的成功人士，他来求诊的原因是感到沮丧。由于他的注意力缺陷障碍恢复得很好，所以我想知道

他的问题究竟出在哪里。"医生,"他说,"我觉得自己的性格很糟糕,我肯定是个坏人。我一次又一次地试着完成文案工作,但我就是无法完成。它真的枯燥得让我想哭。即使接受了药物和治疗,我还是无法完成。"我请他详细地讲一讲。"我坐下来想写东西,"他继续说,"情况还不错的时候,我也只能盯着那些文案工作。我不知道到底是什么阻止我去完成它。""塞思,"我回答说,"这可能跟你的性格没有关系。你是一个可爱的丈夫和父亲,你的事业很成功,也为很多人创造了工作岗位,你还非常关心员工。或许你仅仅是做不了文案工作而已。很多注意力缺陷障碍患者擅长做他们喜欢做的事情,而那些不能让他们产生动机的事情则会做得很差,比如文案工作。或许你需要雇一个人来完成这些文案工作。那样你会有更多的时间去经营你的生意。"

塞思接下来的话击中了问题的核心:"青少年时期,我喜欢航海。但是我从来不想在风平浪静时出海。我会等待暴风雨预报的出现,然后才会出海。我会被暴风雨吓得要死,不明白自己为什么会做出如此疯狂的事情。但当暴风雨过去,我回到海岸时,就会禁不住开始期待下一次的航行。这个过程中的兴奋和刺激激励了我。"

塞思雇了一个人专门来做文案工作,而他把更多的时间用在了自己擅长的事情上,他的生意越做越大了。

☀ 方法 4:条理化贴士

患有前额叶障碍的人常常生活得没有条理。学会条理化的技巧对他们来说非常有帮助。行程日历和电脑整理程序是他们的救命稻草。重要的是,你必须知道自己的局限性,如果可能的话,尽量和那些能帮助你更有条理的人待在一起。这些人可以是你生活中非常亲密的人,比如你的配偶或者朋友,也可以是那些为你工作的人。我知道的那些最成功的有注意力缺陷障碍或者有其他前额叶问题的人,都有人帮助他们过得更有条理。所以不要羞于请求别人的帮助。

下面是一些能让你更有条理的小贴士。

- 在以下几个方面为你的生活设定清晰的目标：人际关系（配偶／爱人、孩子、家庭和朋友），工作，金钱，身体健康，情绪健康和精神世界。然后每天都问自己："我的行为能够达到我的目标吗？"这个重要的练习能够让你的生活处于正轨之上，并以与生活目标一致的方式管理时间。
- 按照预定计划有规律地花一些时间整理工作的事情。每周都花一些时间组织工作，否则你就会患上拖延症。
- 坚持完成或者让其他人帮你完成文案工作。
- 给要做的事排优先级。
- 为自己设定最后期限。
- 写一张"待办事宜"表，并定时查看它们。
- 始终带着记录约会和计划的本子。
- 使用便携录音工具帮自己记录一天当中的某些想法。
- 把庞大复杂的工作任务分解成小任务。记住"千里之行，始于足下"。
- 先做不太喜欢的工作，这样，你就可以一直期待那些你喜欢的事。如果你把不喜欢的事情留到最后，就很难有动力完成它们。
- 使用文件夹、桌面整理架，以及贴有标签的储物盒来整理文档。
- 雇一个专业的秘书来帮助你保持工作的条理性。

方法 5：脑电波生物反馈训练

药物对注意力缺陷障碍患者来说是"生物"治疗的基础，但并不是唯一的方法。田纳西州立大学乔尔·卢巴博士对一种针对注意力缺陷障碍和其他前额叶问题的辅助治疗工具进行了研究，并且证明了它的强大疗效。这种工具叫脑电波即脑电生物反馈技术。

普通的生物反馈技术是一种用仪器测量人体生理反应的治疗技术，生理反应包括手心温度、汗腺活动、呼吸频率、心率、血压和脑电波模式等。仪器会把这些身体系统的信息反馈给患者，使患者能够学会如何改变它们。在脑电生物反馈技术中，我们测量的是整个大脑的生物电活动。

通过评估 6 000 多名患注意力缺陷障碍的儿童，卢巴博士发现这些儿童的基本问题是他们的"β 脑电波"存在短暂性缺乏，即无法保持注意力集中状态。他还发现这些孩子的脑电成分中"θ 脑电波"过多，也就是白日梦的脑电波活动过多。卢巴博士发现，通过脑电生物反馈技术，儿童能够学会增加"β 脑电波"，并且减少"θ 脑电波"。

基本的生物反馈技术相当于教会儿童和自己的思维玩游戏。如果他们能够集中注意力，产生更多的"β 脑电波"，他们就能得到更多的奖励。孩子们会觉得屏幕中的内容非常有趣，而我们则通过这种方式将他们的脑电波模式渐渐塑造得更加正常。但这种治疗技术并不能在一夜间达到预期效果，孩子们通常需要坚持练习一年到两年的时间才行。

脑电生物反馈技术仍然存在争议，我们还需要做更多的研究证明它的疗效。

☀ 方法 6：视听刺激

有一种和脑电生物反馈技术类似的治疗方法，叫视听刺激。这种技术是由加尔维斯顿德克萨斯大学的心理学博士哈罗德·拉塞尔和约翰·卡特发明的。脑电波会倾向接收环境中有节奏的信息，他们将其与"娱乐"概念联系在一起，继而发明了一套特殊的眼镜和耳机。这套设备能够以特定的频率产生光和声音刺激，大脑接受这种刺激后会变得更加专心，患者每天会使用 20 ~ 30 分钟。

我相信视听刺激技术在未来会有很大的发展，但是这还需要我们进行更多的研究。

☀ 方法 7：不要影响他人

前面已经提到过，很多前额叶功能异常的人喜欢寻求冲突，以此让大脑兴奋起来。而最关键的是，我们不能对这种混乱状态给予反馈，而应该让它自我消融。这些人越是让你不安或者激怒你，你越得平静、冷静和稳重。我不建议患注意力缺陷障碍儿童的家长们对孩子们大叫大嚷。他们喊得越多，情绪张力就越高，孩子们得到的混乱反馈就越多。我还指导患者的兄弟姐妹和配偶养成轻声细语和举止冷静的习惯。注意力缺陷障碍患者越想让环境混乱，周围的人就越不能表现得紧张。

这种治疗方法的效果简直令人惊讶。通常来说，寻求刺激的人们习惯让别人感到不安。他们一直控制着你的情绪按钮，并经常会按动它们。当你开始拒绝演出，拒绝肾上腺素对自己的控制，对应激情境有更少的反应并变得更加冷静时，他们就开始出现非常消极的表现，仿佛正在戒断毒瘾一样。当你第一次变得冷静时，他们可能会在短时间内变本加厉。但是请坚持下去，他们一定会慢慢改变的。

下面是一些应对存在刺激寻求行为的个体的策略。

- 不要大喊大叫。
- 他们的声音越大，你的声音就越要轻。
- 如果你发现情境开始失控，就暂停或者休息一下。比较好的方法是说要去一下洗手间，一般对方不会阻止你的。另外，准备一本厚书，如果对方真的很暴躁，你可能需要离开较长一段时间。
- 用幽默的方式来化解情境，不是讽刺或者愤怒的幽默。
- 做一个好的倾听者。
- 你可以说自己希望了解并且解决这个问题，但是需要相对冷静和稳定的情境才能做到。

☀ 方法 8：适当服用药物

治疗前额叶疾病的药物必须针对具体病情选择。精神兴奋剂类药物对注意力缺陷障碍患者的疗效就很好，比如中枢兴奋药利他林、安非他明的合成物阿德拉、右旋苯丙胺（右旋安非他明）、盐酸脱氧麻黄碱或者匹莫林[1]。这些药能刺激神经递质多巴胺的分泌，从而防止注意力缺陷障碍患者出现前额叶停止工作的情况。与大众了解的相反，这些药物是非常安全的，也有较好的耐受性，而且它们几乎能够迅速见效。

---

[1] 和利他林类似，是一种大脑兴奋剂类药物。

　　我亲眼见证了这些药物给人们生活带来的改变。我对一个患有注意力缺陷障碍的 10 岁男孩在集中注意力状态下进行过服药前后的脑成像比较研究。通过每天吃 3 次 10 毫克的利他林，他大脑中前额叶的活动明显增加，这使他注意力更集中、更能达成目标、更有条理，并更擅长计划和控制自己的冲动行为（见图 4-4）。

　　当然，精神兴奋剂类药物并不会对每一个患者都有神奇的效果，但是对大部分人是有作用的。当前额叶开始发挥正常功能的时候，他们总会因自己变得更有效率而惊叹不已。

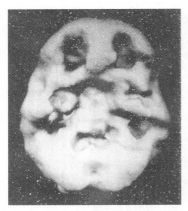 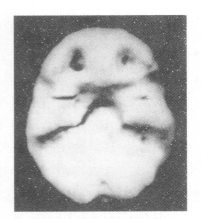

ADD，集中注意状态，服药前前额叶　　　　注意服药后整体活动得到了改善
和颞叶活动明显减弱

图4-4　精神兴奋剂类药物服用前后的底部3D成像图

　　一些"刺激性"的抗抑郁药物也会对注意力缺陷障碍有一定的治疗效果。盐酸地昔帕明和盐酸丙米嗪能够提高神经递质中多巴胺的水平，对同时患注意力缺陷障碍和焦虑症或者抑郁症的患者特别有效；安非他酮能够提高神经递质中多巴胺的水平，对同时患注意力缺陷障碍和抑郁症或者能量低的患者很有帮助；郁复伸（文拉法辛）能够提升神经递质 5 - 羟色胺、去甲肾上腺素的水平，高剂量的郁复伸还能够提高多巴胺的水平，它对于有强迫症状的注意力缺陷障碍患者疗效最为显著。

☀ 方法 9：注意前额叶的营养餐

营养干预对治愈这部分脑区的疾病来说是最有效的。多年以来，我一直推荐高蛋白质、低卡路里的食谱，这对注意力缺陷障碍患者来说脂肪含量相对低了一点。这种食谱能够稳定血糖的含量，并且对提升能量、集中注意力都非常有帮助。不幸的是，大部分美国人的饮食充斥着精致的碳水化合物食物，这对大脑中多巴胺的水平以及注意功能都有不良的影响。由于夫妻双方都在外工作，所以他们很少有时间准备健康的食物，快餐则越来越普遍。现今，典型的早餐都由高糖分食物组成，比如冷冻的华夫饼或者煎饼、水果馅饼、松饼、糕点、麦片粥等。很多家庭没有时间准备早餐，把香肠和鸡蛋扔到了一边，而且很多人都认为脂肪对我们是有害的。虽然小心控制脂肪的摄入量对我们来说非常重要，但是传统的早餐对于注意力缺陷障碍患者或者其他缺乏多巴胺的患者来说却不失为很好的选择。

我推荐的用以获取蛋白质的食物主要包括瘦肉、鸡蛋、低脂奶酪、杏仁和豆类等。这些食物最好和蔬菜以健康的比例混合在一起吃。一顿理想的早餐应该是一份煎蛋卷搭配低脂奶酪和瘦肉，比如鸡肉；一顿理想的午餐应该是金枪鱼、鸡肉或者新鲜的鱼肉沙拉，搭配混合蔬菜；一顿理想的晚餐应该包括更多的碳水化合物食品以及瘦肉和蔬菜。摄入简单的糖类，比如蛋糕、糖果、冰激凌、糕点等，并搭配以容易分解为糖类的碳水化合物，比如面包、面食、大米、土豆等食物，这都对补充能量和脑力有积极的作用。这种食谱能够提升大脑中多巴胺的水平。但是，必须注意的是，这种食谱对扣带回功能异常或者有过度关注障碍的人来说并不是最理想的，因为他们通常缺乏 5-羟色胺。5-羟色胺和多巴胺是相互制衡的：当 5-羟色胺含量增加时，多巴胺含量就会减少，反之亦然。

营养补充剂对提高大脑中多巴胺的水平也有着积极的作用，并且能帮我们集中注意力、提升精力。我常常会让患者同时服用酪氨酸（500～1 500 毫克，每日 2～3 次）、原花青素（低聚花青素）葡萄籽或者松树皮、银杏（60～120 毫克，每日两次）。这些营养补充剂能增加大脑中的多巴胺水平和血供，很多患者说它们可以提升能量、集中注意力和控制冲动行为。如果你想尝试，请和你的医生进行讨论。

☀ 方法 10：听听莫扎特

　　有研究结果表明，欣赏莫扎特的音乐能帮助患注意力缺陷障碍的儿童恢复健康。罗莎德林·普拉特和她的同事们研究了 19 个 7 岁到 17 岁不等的患注意力缺陷障碍的儿童。实验过程中，主试给这些孩子播放了莫扎特的音乐。他们用了 100 首名曲，包括《C 大调第 21 号钢琴协奏曲》《费加罗的婚礼》《D 大调第 2 号长笛协奏曲》，以及其他的协奏曲和鸣奏曲。控制组儿童的"θ 脑电波"活动下降到了和音乐相同的节律水平上，并且表现出了更好的注意力和情绪控制力，冲动行为减少了，社交技能提高了。其中 70% 的控制组被试在没有进一步训练的情况下，仍然在 6 个月内维持了较好的治疗效果。[1]

---

[1] 该研究结果发表于《国际艺术药物杂志》1995年刊。

认死理的人生

4号脑区：扣带回系统——想法切换器

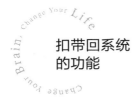

扣带回系统 的功能

- 注意力转移的能力
- 认知弹性
- 适应能力
- 从一个想法转换到另一个想法的能力
- 看到其他选择的能力
- "从众"的能力
- 合作的能力

纵向贯穿于额叶中央深处的神经结构是扣带回（见图5-1）。这个脑区负责转移注意力，使你可以看到生活中的其他可能选择。此外，安全感和安心也和这部分脑区有一定关系。在我的临床经验中，和这部分脑区最相关的是认知弹性。

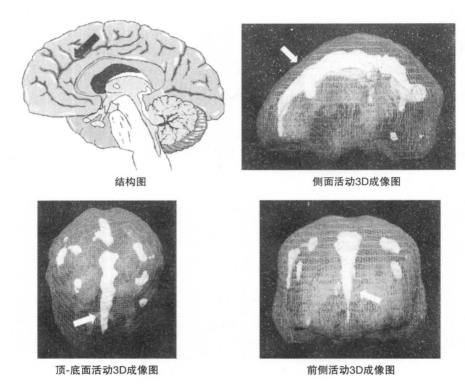

结构图　　　　　　　　　　　　　　　　侧面活动3D成像图

顶-底面活动3D成像图　　　　　　　　　　前侧活动3D成像图

图5-1　扣带回

扣带回系统与认知弹性。认知弹性是一个人"从众"、适应变化、成功解决新问题能力的来源。生活中的很多情境都需要认知弹性。比如，当你得到一份新工作时，你需要学习一套新的工作和做事体系。即使你只是在原来的工作基础上增加一些新的内容，比如一些新的工作方法，但在新情况下取悦老板或者快速适应仍然是事业成功的关键。初中生也需要认知弹性以便在学业上获得好成绩。到了7年级，很多学生要在一天之中接触不同科目的老师，为了适应不同老师的上课方式，学生需要在不同的课程之间转换不同的学习方法。弹性对于友谊也是非常重要的，在一个人身上管用的交友方式未必会在其他人身上起作用。

有效地对生活中的各种变化和转变进行管理对个体、人际关系和职业发展来说都是最基本的能力。扣带回系统的活动情况对这种功能有很大影响。当它正常工作时，我们能够很好地应对日常的情境；而当它受损或者过度激活时，认知弹性也会相应地受到损害。

我们发现合作能力也会受到这部分脑区的影响。当扣带回有效地工作时，我们很容易进入合作的行为模式；而扣带回功能存在异常的人不能转移注意力，从而就无法合作。

扣带回系统还和"指向未来的思维"有关，比如计划和设定目标。当这部分大脑正常工作时，人们很容易制订计划并设定合理的目标；反过来说，如果这部分脑区出现一定的问题，就可能会导致人们把未来认知为可怕的情境，将未来认知为一个空虚、不幸以及不安全的世界。

能够意识到生活中存在的其他可能性对于适应性行为来说是非常重要的。在我的行业里，适应性强的医生能够欣然接收（基于科学的理论基础）新想法和新技术，他们会较为开放地告诉患者最新的知识信息，告诉他们最新发现的和令人兴奋的信息。而我扫描过很多扣带回功能存在异常的医生，他们比较死板，总是按照惯例来做事，并且非常独断专行，比如他们会说"如果你想让我给你进行治疗的话，那就得按照我的方式去做"。看到生活中其他的选择和新的想法能保护你对抗停滞、抑郁和充满敌意的行为。

与认死理人生相关的心理障碍

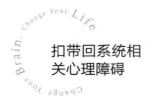

扣带回系统相关心理障碍

- 忧虑
- 总是执着于过去的伤害，并将伤害延续到现在
- 卡在同一个想法上（强迫）
- 卡在同一个行为上（冲动）

- 有对抗行为　　　　　　　● 激辩
- 不合作或不自觉地说 "不"
- 成瘾行为（酒精或者物质滥用，进食障碍）
- 慢性疼痛　　　　　　　　● 缺乏认知弹性
- 强迫症　　　　　　　　　● 强迫样障碍
- 进食障碍　　　　　　　　● 路怒症

　　当扣带回系统功能异常的时候，人们会执着于某件事，思维会锁定在一件事上，不断地反复思考同一个念头。他们会忧虑，并且持续、强迫性地执着于同样的想法。他们会执着于过去生活中的伤害或者怨恨，无法放下它们；他们还会执着于消极的行为或者强迫性的行为，比如反复洗手或者总是检查门锁没锁。

　　一位扣带回功能异常的患者把这种现象描述成 "就像老鼠踩在滚轮上，那些想法会一遍遍地反复出现"。另一个患者则这么说："就像有一个重启按钮一样。即便我不想再去想那些事，它们还是会自动回来。"

　　下面我将介绍与扣带回有关的临床疾病。但是这一部分脑区的异常还与很多 "亚临床" 问题有关。亚临床问题是指还没有达到诊断级别的大脑功能异常，但还是会对我们的生活质量造成侵害。忧虑、沉湎于过去的伤害、认知缺乏弹性以及僵化刻板可能不至于让你去咨询心理医生，但是它们会给你的生活带来不必要的痛苦。

☀ 忧虑

　　虽然我们偶尔都会感到忧虑，而且有一些忧虑对我们正常的工作和学习是必要的，但是扣带回过度激活的人会把持续性的忧虑整合到他们的人格当中。他们如此忧虑，几乎到了损伤情绪和生理的地步。每当消极想法循环反复出现时，他们就会紧张、有压力、胃疼、头疼和易怒。长期向他人表达自己的忧虑的人还常常会激怒身边的人，也会让自己显得很无助，甚至很不成熟。

在一次晚宴上，我的一位医生朋友抱怨他妻子总是"无时无刻"地担忧。"她为整个家庭担忧，"他说，"这让我和孩子们都很不安。持续性的忧虑似乎和她的慢性头痛以及易怒有关。我怎么才能帮助她放松下来、不再为生活中的琐事而担忧不已呢？"我认识他们很多年了。虽然他妻子的忧虑从来没有发展成临床抑郁症，也没有达到恐惧症或者强迫冲动障碍（OCD）的诊断标准，但是我知道，她的焦虑是人格维度的问题。她曾经多次和我说过她的家人都有和扣带回系统相关的临床心理障碍，比如酒精成瘾、物质滥用和冲动行为等。

☀ 沉湎于伤害

一味地沉湎于过去的伤害会给一个人的生活带来严重的问题。我曾经接诊过一位女性患者，她对自己的丈夫过去的行为感到非常愤怒。很久以前的一次夏威夷之旅中，她丈夫的眼睛一直在海滩上那些穿着暴露的女人身上游走。她非常愤怒，觉得丈夫的眼睛背叛了自己。她的愤怒毁掉了整个旅行，很多年之后她仍会常常提起这件事。

另一个相关的案例发生在一个重组家庭中。

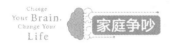

家庭争吵

　　唐和劳拉结婚了，劳拉有一个三岁的儿子，名叫亚伦。婚礼后不久，他们三人一起去看望劳拉的父母。晚饭前，亚伦要吃第二份冰激凌，唐拒绝了这个要求，因为这会让亚伦吃不下晚饭。然而，劳拉的父母却说亚伦可以再吃第二份冰激凌，这破坏了唐在这个小男孩面前的权威。唐觉得很挫败，他希望可以和劳拉的父母讨论一下这个问题。但是劳拉的父母却说唐很傻，他们觉得唐什么都不懂，他还没养过孩子呢。当唐试图进一步讨论时，劳拉的父母却让他离开，并对这件事情一直记恨在心，在接下来的18个月当中，他们甚至拒绝再和唐或者劳拉说话。

很多家庭的分裂都源于家庭成员扣带回的过度激活。

☀ 认知僵化

认知僵化是指不能游刃有余地面对生活中的起起落落，大部分因扣带回异常导致的疾病都会出现这种症状。6 岁的吉米就为我们提供了最佳例子。

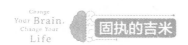

母亲让姐姐给吉米穿好衣服，准备出门。姐姐挑了一件衬衣和一条裤子，吉米抱怨这些衣服看起来很傻。她还抱怨姐姐为她选的其他三件衣服。她想穿一条背心裙，当时是 2 月，外面非常冷。她一个劲儿哭，非要穿背心裙。一旦她有了想法，就无法从这个想法上面转移。

在我做婚姻咨询的几年里，常常发现另一种形式的认知僵化：必须立刻做某件事。不是 5 分钟之后，而是立刻！下面的场景非常常见：妻子让丈夫从烘干机里面拿出衣服，然后把洗衣机里面的衣服放到烘干机里去。丈夫让她等一会儿，因为他正在看篮球决赛。她开始生气，并说丈夫必须立刻做这件事。然后，他们就吵了起来。直到丈夫去做了她心里才舒服了一点儿。而丈夫却觉得被打扰了，任人摆布，并且地位被贬低了。必须立刻就做的需求会给亲密关系带来严重的问题。当然，如果丈夫承诺帮忙却没有做到，我们或许还能理解她。

日常生活中有无数由注意力不能转移或者认知僵化带来的麻烦，下面是一个小列表。

- 只吃某些特殊的食物，不愿意尝试新的口味。
- 房间必须保持某种特定的样子。
- 每次都必须以相同的方式做爱或者因为做爱的时间混乱而不开心，所以拒绝做爱。

- 晚上的计划被打乱了，所以非常不安。
- 在工作中必须以特定的方式做事，即使这对工作来说并非是最重要的，比如不能圆滑地对待一个重要客户的需求。
- 让家庭的其他成员以特定的方式做家务，比如洗盘子。这常常会使别人疏远你，他们会越来越不愿意帮助你。

认知僵化会在不知不觉中毁掉你的幸福、快乐和亲密感。

☀ 不自觉地说"不"

因为扣带回过度激活的人无法转移注意力，所以他们中的很多人都非常喜欢说"不"。"不"似乎总是他们要说的第一个词，即使根本没有思考过自己真正意图时也是如此。一个患者向我描述了他父亲的情况。每当他向父亲要什么东西时，比如借父亲的汽车，他的父亲总是会不自觉地回答"不"。家里面的孩子们都知道，如果去跟父亲要什么东西的话，他开始肯定会拒绝的，一两周之后，他会开始考虑这个请求，有时会改变主意。但是，"不"总是他的第一反应。

如果你的伴侣有扣带回方面的问题，那么即使他们对某些东西确实存在需求，也常常会表现出和自己需求相反的样子。一位男士告诉我说，每当他想和妻子做爱的时候，就必须表现出自己并不是真想做爱的样子。他说："如果我直接向她提出要求，她99%会拒绝。如果晚上就寝时我关上了卧室的门（这是他想和她亲热的暗号），她就会不自觉地变得很紧张，然后说她根本没有兴趣。如果我表现得不那么有激情，只是抚摸一会儿她的背，那我才可能有机会和她做爱。做一次爱需要如此精心策划并费这么大的劲儿，常常让人觉得很不值。"不自觉地说"不"给很多关系都带来了巨大的压力。

☀ 路怒症

当人们在路上落后于某辆车时，心里总会冒出某些想法或者做一些事情。这就像动物在自己领地本能地发出咆哮一样。扣带回功能异常的人这时会表现得尤其糟糕。这个问题同样源于注意力无法转移。比如你在高速公路上开车，突然有个人抢了你的车道，大部分人会在心里暗骂"杂种"，骂过之后他们就会放下这件事。但是扣带回有问题的人们会一直说："杂种，杂种，杂种，杂种……"他们无法抹掉这个想法。我认识很多扣带回功能异常的人，他们会通过在路上做一些非常疯狂的事来表达自己的挫败感，比如咒骂、做出贬低的手势、追逐或者攻击对方等。我曾经遇到过一个患者，他非常聪明，事业也很成功，但他好几次在被别人超车之后追逐对方的车辆，还两次走下车并用车里面的棒球棒敲碎了别人的车窗。第二次闯祸之后，他来我这里接受治疗。他说："如果我不寻求帮助，肯定会在监狱里度过余生。"他的扣带回明显过度激活（见图5-2），这使他总会卡在那些消极的想法上，并因此无法处理自己的沮丧感。

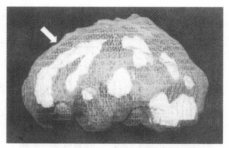

注意扣带回活动水平的明显增强（箭头所示）

图5-2　路怒症患者的大脑的侧面3D成像图

☀ 强迫症

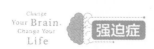

从外表上看盖尔很正常。她每天都去上班，和高中时青梅竹马的恋人结了婚，还生了两个孩子。但是盖尔内心非常混乱。丈夫已经准备离开她了，孩子也常常对她望而却步并感到不安。盖尔被其他家庭成员孤立了，并被锁进了强迫症的地狱中。每天下班后，她都要花几个小时反复地清扫屋子。当有东西没有归位时，她就会冲孩子和丈夫发火。如果看到地板上有一根头发，她就会变得非常歇斯底里。她还常常洗手，并要求丈夫和孩子每天洗手 10 次以上。她不再和丈夫做爱，因为她无法忍受那种混乱的感觉。

———————————

当盖尔和丈夫到了离婚的边缘时，他们找到我进行咨询。开始的时候，丈夫还对盖尔的问题是不是由于生理原因导致的表示怀疑。然而，脑扫描结果清楚地表明，盖尔的扣带回系统存在非常显著的活动增强（见图5-3），这证明了她确实在转移注意力上存在问题。

根据这些信息，我给盖尔开了左洛复。6 周之后，她明显地放松了，仪式性行为也减少了，她不再让孩子们老是洗手。丈夫说盖尔变得更像他原来娶的那个女人了。

强迫症在美国大约影响了 200 万 ~ 400 万人。这种疾病几乎会毫无例外地严重损害个体的功能，并且常常会影响整个家庭的生活。强迫症常常不被外人所知，但却会对那些和患者住在一起的人们产生严重的影响。

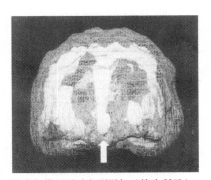

注意扣带回活动急剧增加（箭头所示）

图5-3　盖尔受强迫症影响的大脑的前部活动3D成像图

这种疾病的典型症状是强迫观念，即反复出现令人厌恶或者恐惧的想法；典型的症状还有强迫行为，即个体知道毫无意义，却感到不得不去做的一些行为。强迫观念通常毫无意义并令人厌恶。它们可能会是反复的暴力念头（比如杀死某人的孩子）、污染的念头（比如握手会感染细菌），或者怀疑的念头（比如怀疑自己曾经在车祸中撞伤了人，但其实没有）。个体越是想控制自己不去想这些念头，这些念头的力量反而会变得越强大。

最常见的强迫行为是洗手、计数、检查和触摸。这些行为常常会以某种非常严格或者固定的方式出现。比如，一个有计数强迫的人，在上班或者上学的路上，他会认为自己必须数路上每一条裂缝。普通人5分钟的路程，强迫症患者可能要走三四个小时。部分患者能认识到：虽然这些行为能在一定程度上释放自己的压力，但这种行为实际上是毫无意义的，这些行为也不会给他们带来任何乐趣。

强迫症的严重程度各有不同。一些人的程度比较轻，比如他们必须在度假之前把屋子打扫干净，否则整个假期他们都会担心房屋的状况。而症状严重时，患者可能会一整年都在打扫房屋。我曾经治疗过一位83岁的老太太，她会出现强迫的性观念，这让她觉得自己很肮脏。情况最严重的时候，她会锁上门，关上窗户，关掉电灯，拔掉电话线，独自坐在漆黑的屋子里面，试图以此停止想那些令人憎恶的性观念。她的生活因此陷入崩溃，只能住院治疗。

一些令人激动的研究表明，强迫症有一定的生理模式。脑扫描研究表明，这些患者的扣带回系统和基底神经节系统会出现血流量增加的现象。这些神经结构通常和强迫症的焦虑成分相关。

与大部分精神病性疾病一样，强迫症的治疗常常需要药物。在我写这本书的时候，市面上已经有8种"抗强迫药物"。目前治疗强迫症比较有效的药物是安拿芬尼①（氯丙咪嗪）、百忧解（氟西汀）、左洛复（舍曲林）、帕罗西汀、文拉法辛、奈法唑酮、米氮平、无郁宁（氟伏沙明）。这些药物帮很多患者大大减轻了症状。

此外，行为治疗对此也非常有效。患者们会被逐步地放在最可能引发仪式性行为和习惯的情境中。治疗师会让患者学习"思维停止"技术，并积极鼓励他面对自己最害怕的事物，比如说服一个害怕肮脏或污染的人在泥地里玩耍。

———————————

① 一种抗强迫的抗抑郁药物。

☀ 强迫样障碍

这类患者会陷入不必要的、反复的强迫观念之中，只有完成某个特定行为才能摆脱这些念头。精神分析学家罗纳德·派斯的研究表明，强迫样障碍有：拔毛癖（拔掉自己的头发）、咬指甲癖（咬自己的指甲）、妥瑞氏综合征（不受控制的行为和语言抽搐）、偷窃癖、躯体变形障碍（感到身体的某个部分变得特别丑陋）、疑病症、强迫症、购物癖、病理性赌博、慢性疼痛、成瘾性障碍和进食障碍。我认为还包括反抗叛逆症（Oppositional Defiant Disorder, ODD）。

下面是一些我自己在临床中发现的例子。

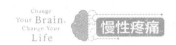

斯图尔特是一名 40 多岁的屋顶建筑工，10 年之前他从屋顶上摔下时伤到了背部。他的背做过 6 次手术，但是仍然会经常疼痛。他基本上卧床不起，因为他只执着于自己的痛苦，所以已经快要失去家庭了。他接受了精神疾病方面的评估。

他的脑成像结果表明，扣带回系统存在非常显著的过度激活。处方是每天 200 毫克安拿芬尼。5 周以后，他说他的背部仍然很疼，但是他已经不再像以前那样只想着自己的疼痛了，也能从床上下来了。其他研究者也报告说，一些不好治愈的疼痛可以通过抗强迫药物来进行治疗。

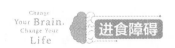

20 岁的莱斯利患暴食症已经有 3 年了。她的情况已经严重到每天需要吃几次大剂量的泻药，每天还要运动两三个小时的程度。她暴饮暴食行为出现的频率也变得更加频繁。当她来治疗的时候，她已经觉得自己失去了控制。在最初的临床评估中,她说自己知道这种行为是不正常的,也非常讨厌这样。但是,一旦有了吃的欲望,莱斯利便觉得自己只能屈从,事后她又无法不担心体重增加的问题,而且她的一个阿姨也有强迫症。

脑扫描结果表明,她的扣带回系统和右侧基底神经节存在显著的活动增加。根据这一信息,她参加了一个进食障碍团体治疗小组,并且开始服用百忧解。在接下来的 3 个月当中,她的进步非常明显,她甚至能够正常地进食了,也不再吃任何泻药了,每天的锻炼时间也少于 1 个小时了。

1992 年的百忧解暴食症神经衰弱协作研究小组报告中说,每日服用 60 毫克的百忧解能显著地减少暴饮暴食以及自我催吐行为的频率。很多文献也认为,百忧解能降低强迫症患者扣带回的活动水平。

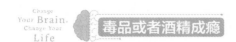

乔舒亚 12 岁的时候就开始吸毒并酗酒了。当父母最终发现时,乔舒亚已经吃了上百次的摇头丸,而且每天都要喝 473 毫升的威士忌。他说,虽然自己曾经无数次想戒掉,但还是停不下来。当父母带乔舒亚来做评估和诊断时,我们发现,乔舒亚父母的家庭成员中都有人有很严重的药物和酒精成瘾史,但他的父母并不酗酒吸毒。

脑扫描结果表明乔舒亚的扣带回系统有显著的过度激活。他开始服用左洛复,并且开始接受个体治疗和支持性团体治疗。他仍然会周期性地渴望喝酒和吸毒,但是他能用学习到的行为技术回避它们,也能把与之有关的想法从大脑中摒除出去了。

很多人喜欢赌博,赢钱的时候他们会感到开心,输钱的时候会觉得沮丧。

然后，他们会意识到赌博是一种机会型游戏，就像生活中很多其他事物一样。但是有些人会对赌博上瘾，生活被赌博摧毁。病理性赌博被美国精神病学会定义为一种持续性、反复出现、无法适应的赌博行为，它会扰乱个体的家庭或者职业生涯。病理性赌博通常始于一次重要的"赢钱"，这种快感深深地"植入"了赌博者的头脑中，他会开始追求这种感觉，甚至不惜毁灭自我。

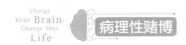

　　亚当来求诊的时候已经非常绝望，他的妻子刚刚离开了他，并刚和律师讨论了处理银行账户透支的事情。他的行为已经完全失去了控制。他曾是一位成功的企业家，通过自己的努力开创了属于自己的事业，但最近几年，他开始对自己的生意放任不管，并将更多时间花在赛马上。在第一次会谈中他对我说："我觉得自己必须去赌博。虽然我知道它在毁掉我的生活，但是我似乎必须下注，否则压力就会越来越大。在我输掉一切之前，我觉得我能赢。这就是脑子里的一切！"亚当的父亲和爷爷都是酒鬼。虽然亚当自己从来没有酒精成瘾，但是他显然也有成瘾方面的问题。我对亚当解释了扣带回系统的情况，这些解释对他很有帮助。他意识到自己家族中的很多人都存在注意力转移方面的问题。"你应该看看我们的家谱，"他对我说，"有些人几乎已经要对另一些人发疯了。我的家人之间会长期记仇。"除了参加赌博匿名治疗小组，亚当还服用了小剂量的百忧解。最终，他和妻子重归于好，并且重新经营起了自己的事业。

　　购物癖是扣带回系统功能异常的另一种表现。冲动型消费者在追求和购买商品的过程中会获得快感。他们会在思考购物活动上花过多的时间。这种成瘾行为会破坏他们的财务状况以及人际关系，也会对他们的工作产生消极的影响。

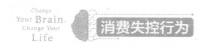

消费失控行为

　　吉尔是旧金山一家大型律师事务所的行政经理，她发现自己总是在上班之前、午餐时间以及下班之后会溜到公司附近的百货商场里。她觉得，在为自己和家人挑选衣服的过程中，内心会产生一种冲动的兴奋感。她还喜欢为别人买礼物，即使是刚刚认识的人。对她来说，给什么人买东西不重要，购物本身才是最重要的。虽然她知道自己不应该花那么多钱，但是买东西的过程确实让她很开心。丈夫和她为此而争吵了上百次。她开始挪用公款，因为负责管理公司的支票簿，所以她开始在支票簿上写上伪造的供应商，套取现金来偿还个人债务。在差一点儿被公司审计员发现之后，她停止了这种行为。但是，她的购物癖并没有因此而停止。当丈夫发现信用卡债务已经达到 3 万美元时，终于决定和她离婚。

　　羞愧、恐惧和抑郁使吉尔来到了我们的诊所。吉尔的一生都很焦虑，青少年期，她患过进食障碍，而她的一位表哥有强迫症。脑扫描结果表明，她的扣带回系统存在过度激活，所以当她陷入某个念头或某种行为时，就难以把注意力从上面移开。在治疗过程中，左洛复给了她很大的帮助。

　　反抗叛逆症是一种会在儿童期和青少年期出现的行为障碍，患者会表现出消极、敌意、反抗性、对抗的行为。他们会喜欢争论，很容易被惹恼，常常发脾气，特别是在他们无法得到想要的东西时。这些孩子长期都非常不合作，他们总是喜欢说"不"，即使说"不"对他们不利也会这样。我常常问父母一个问题："当你让孩子去做某件事时，10 次中有几次能不争不吵就立刻做完？"正常的孩子会有七八次。而患有反抗叛逆症的儿童通常只有三四次。相当一部分患有反抗叛逆症的儿童的答案是零。

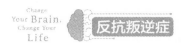

反抗叛逆症

　　7岁的大卫和母亲一起来到我的诊所。他穿着非常脏的鞋子，刚坐下就把脏脚放到了我的沙发上。他的母亲很尴尬，把他的双脚从沙发上挪了下来。可是大卫立刻又放了回去，这种行为反复了几次。我观察着母子俩扣带回系统问题在行为上的表现，明白了问题源于无法转移的注意力以及一定坚持自己的想法。为了确认我的判断，我说了10件不会招致反对的事，比如"今天天气很不错……你不觉得加利福尼亚很好吗？……我喜欢你的衣服"，等等。大卫和我就这10件当中的8件事情进行了争论："天气很糟糕……我讨厌加利福尼亚……我母亲非让我穿这件愚蠢的衣服……"对他母亲所做的进一步评估表明，他们的家族有遗传性扣带回问题。

　　当我第一次提出反抗叛逆症和扣带回的过度激活有关时，很多同事都没有当真：有外在行为障碍的反抗叛逆症怎么可能和有内部焦虑障碍的强迫症联系在一起呢？观察多年之后，我得到了最佳的启示——这些孩子无法转移他们的注意力。他们陷入了"不、没门、绝不、你不能指使我做事"的思维循环中。他们常常有一对"扣带回异常的父母"，很多父母也都有强迫症或者其他扣带回问题的家族病史。

　　研究中最有意思的一个发现是，那些有强迫观念、强迫行为或者僵化人格类型的父母通常都会教育出有反抗叛逆症的孩子。我们研究了11个有这种亲子教养模式的案例，获得了父母和孩子的脑扫描结果。在其中9个案例中，父母和孩子的脑扫描结果都同时表现出了扣带回活动的增加。

　　下面的研究表明同样的脑成像结果如何表现出了不同的方式。脑扫描结果来自一位母亲和她的两个孩子。

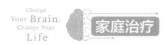

家庭治疗

塞利娜是一名 36 岁的女性，10 年以前，第一个孩子出生之后她经历了一段时期的抑郁。她易哭、失眠、没有食欲，体重也急剧下降，无法集中注意力，并且无法照顾自己的孩子。和丈夫分居之后，她的情况严重到处于自杀的边缘。一开始她在另外一名精神科大夫那里看病，并且服用了抗抑郁的药物，但是没什么效果。后来我开始对她进行心理治疗，并且给她开了另外一种抗抑郁剂。这次她开始好转了。大约几个月之后，她觉得自己"足够强大，可以克制住抑郁症"了，于是停了药。几周之内，她的抑郁症再次恶化了，但是她仍然坚持不重新服用抗抑郁剂。

为了向塞利娜证明抑郁症的因素既有生理层面上的也有心理层面上的，我给她进行了脑扫描。结果显示，她的边缘系统存在显著的激活增加问题，这和抑郁症的诊断是一致的，同时她的大脑也出现了扣带回的活动增强。

我问了塞利娜一些更有针对性的问题。虽然在第一次评估中她对此否认，但事实上，她是一个完美主义者，并会反复出现一些消极的想法。她哭诉道："你的意思是，我丈夫是对的？他认为我很奇怪，因为我必须把衬衣以特定的方式摆在抽屉里面，否则我就会变得非常焦虑。"

然后，塞利娜又报告了她 8 岁大的女儿劳拉的一些仪式性行为。劳拉会在进入一个新房间时出现一些特定行为，比如用手指在鼻子下晃动以及舔嘴唇。劳拉还有上锁的强迫行为，每次有人离开屋子时，她都会跟在后面，锁上大门。你可以想象哥哥姐姐们会多么愤怒，因为每次他们到房子外面去玩的时候，总是会被锁在门外！

我还接诊了塞利娜 10 岁的儿子赛缪尔，他有注意力缺陷障碍和反抗叛逆症。赛缪尔的注意力缺陷障碍症状对利他林、右旋苯丙胺和匹莫林都没有什么反应。塞利娜说，一旦赛缪尔有了一个想法，就很难摆脱。他会连续两三个小时追着她一直问某个已经回答过的问题。赛缪尔还是我见过的最消极、最有敌意的孩子之一。虽然他母亲很抑郁，但他会公然违抗她，还会骂姐姐，并且竭尽全力地使家里变得更加混乱。

我给这两个孩子都做了脑扫描，想看一看他们的问题是否存在着遗传方面的因素，并想知道相同的治疗方法是否会对他们都有效。有趣的是，他们俩都存在扣带回激活的增加，但是却都没有出现边缘系统的异常或者临床抑郁症的表现。

于是，我给塞利娜开了百忧解，这种药物可以让扣带回过度激活正常化或者平复下来，以此减轻她的抑郁症状并减少强迫观念和强迫行为的出现。服药后她出现了好转，并说她不再因为事情与她所预期的不同而感到烦恼了。脑成像结果也让她相信，自己的情况从某种程度上来说是生物化学上的因素，并不是她的错，也不是她意志力不坚强，这种认识使她愿意在更长的时间内坚持服用药物。

赛缪尔也开始服用百忧解，并且表现出相似的好转。他的行为变得不那么叛逆了，学习成绩也明显提高了。

劳拉开始的时候拒绝服用药物，所以她的仪式性行为仍然继续出现。大约 8 个月之后，她同意服用百忧解了，她的强迫行为大大减少了。在母亲、赛缪尔和劳拉接受了药物和心理治疗后，整个家庭的氛围都得到了显著的改善。

我们清楚地看到，家庭氛围会受到很多不同因素的操控和影响。母亲的抑郁症和强迫思维会对孩子们的焦虑症和行为问题产生很大的影响；而孩子们的行为问题又进一步强化了母亲的应激状态。

扣带回系统障碍自检表

下面是一个扣带回系统障碍自检表。请阅读这个行为列表并对自己（或者你要评估的某个人）的行为进行打分。如果结果有5个以上3或4分的项目表明较有可能有扣带回系统方面的问题。

1. 总是过分和无意义地担忧

2. 当事情不在自己预期内时，会变得焦虑不安

3. 当事物不在应在的位置时，会变得焦虑不安

4. 总是反对别人或与人争辩

5. 有不断重复消极思维的倾向

6. 总有强迫行为

7. 强烈地不喜欢变化

8. 总是对怨恨念念不忘

9. 难以把注意力从一件事转移到另一件事上

10. 难以把行为从当前任务转移到另一个任务上

11. 难以看到其他的可能性

12. 喜欢坚持己见，不肯听别人的意见

13. 总是重复同一个行为，不论这个行为是好是坏

14. 除非按照某种方式行事，否则会非常焦虑

15. 别人总觉得你杞人忧天

16. 总是想也不想就脱口而出"不"

17. 总是预测消极的结果

0＝从来没有　　1＝很少　　2＝偶尔　　3＝经常　　4＝频繁

让你不再认死理的11种方法

大脑的扣带回系统使我们的注意力能从一件事情转移到另一件事情上，也能从一个想法转移到另一个想法上。当它的功能异常的时候，我们会执着于消极的想法或者行为，我们会难以看到环境中其他可能的选择。治疗需要我们训练自己学会看到其他的可能性和新的想法。

在整本书的写作过程中，我一直在强调药物对大脑的治疗效果。但是，我

们还必须记住，日常的想法和行为对大脑也有非常强大的作用。那些没有接受药物治疗的患者通过单纯的行为治疗也表现出了大脑活动的正常化。所以说，改变行为也能改变大脑的功能模式。

☀ 方法 1：暂时放下

克服扣带回功能障碍的第一步，就是觉察到自己过分执着，并且在自己过分执着的时候分散自己的注意力。当你发现自己的想法在不停地打转或一遍遍地重复时，请把自己的注意力从它们身上移开，站起来干点儿其他的事情。分散注意力通常是很有帮助的技巧。下面是一个案例。

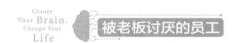

毛利亚，32 岁，因为长期的压力和紧张来到我的诊所。他不断地担心着自己的工作。虽然上级对他的评价很不错，但他仍觉得老板并不喜欢自己。持续的忧虑让他感到很不安。他无法把这些想法从大脑中驱除出去。这些想法一遍遍地在他脑海中盘旋。他抱怨自己头痛、紧张并容易对家人生气。任何理性的会谈对他都没有效果，于是我让他在陷入这些自动的消极想法时，记录下当时的时间。我发现，每隔几个小时，就会发生一次这种情况。杀死"蚂蚁"的练习对他有一定的作用，但是不能完全消除这些自动的消极想法。因此，他开始了分散注意力的训练。每当一个消极的想法冒出来时，我就让他唱一首歌。他挑了几首喜欢的歌，在这些想法困扰他的时候就开始轮着唱。这对他很有帮助。他喜欢音乐，这些音乐让他对那些麻烦的想法有了一定的控制力。

一些扣带回功能存在异常的患者发现，列出能够在陷入循环思维时可以分散注意力的事情对自己非常有帮助。下面是一些例子。

- 唱一首喜欢的歌。

- 听一些让人感到振奋的音乐。

- 散步。

- 干一会儿家务。

- 跟宠物玩耍。

- 进行结构化的冥想。

- 把注意力放在一个词语上，不让任何其他的想法进入脑海（想象用一把扫帚把其他所有想法都清扫出去）。

如果你能积极地把注意力从那些重复的想法上移开或者阻止它们冒出来，那么你就能渐渐摆脱它们对你的控制。

☀ 方法 2：不轻易说"不"

正如前面提到过的，很多有扣带回功能问题的患者会不自觉地说"不"，请和这种倾向积极地斗争。在以消极的方式回答问题或者做出回应之前，请先深呼吸，然后想一想，"不"是不是最好的回答。一般来说，深呼吸是非常有帮助的，请吸气 3 秒钟，然后用 5 秒钟的时间呼出来，在反应之前花些时间进行这样的练习。比如，如果你的爱人让你上床做爱，请在你回答"我很累、生病了、工作太忙或者没有心情"之前先深呼吸，利用这段时间问自己，你是不是真的想拒绝你的伴侣。你是想说"不"然后继续干自己手头的事，还是想和自己的伴侣亲近一下呢？不自觉地说"不"的倾向毁掉了很多亲密关系。请你在说"不"之前尽量想清楚这是不是你真正想说的话。

☀ 方法 3：写出其他的可能性和解决办法

当你卡在某一个念头上的时候，把它写下来往往对情况的缓解是很有帮助的，这会帮助你把它从头脑中清除出去。看着写在纸上的想法远远比在脑子里面进行推理要容易得多。当翻来覆去的想法和念头引发睡眠问题时，请在床边放一支笔和一张纸，以便把它们写出来。当你把那些卡住思维的想法写出来之后，列出你可以做的和不可以做的事。举个例子,如果你为工作中的某个情境而担忧,比如你担心能否升职,那么你可以实施下面的步骤。

- 写出想法:
  - ◆ 我在担心自己不能在工作中获得升职。
- 列出你能够对它所做的事:
  - ◆ 我可以在工作时做到最好。
  - ◆ 我会一直表现得非常可靠、努力和有创造力。
  - ◆ 我会让老板知道我非常希望获得这次晋升的机会。
  - ◆ 我会自信地(不是自夸地)让老板知道,我为公司做出了多少贡献。
- 列出你不能对它所做的事:
  - ◆ 我不能替老板做决定。
  - ◆ 我不能对得到这次晋升机会期望太高。
  - ◆ 光靠想是不能让自己升职的。担忧是没有用的。
  - ◆ 我不能强求自己获得升职,虽然我的态度和表现会对这个过程有很大的影响。

你可以利用这个简单的练习来消除那些让你整晚都紧张失眠的想法。

☀ 方法 4: 当你陷入思维僵局时,寻求他人的建议

当所有用来摆脱强迫观念的努力都失败了的时候,寻求他人的建议常常是很有帮助的。我们应该找一位能和我们讨论忧虑、恐惧或者强迫行为的人。一般而言,仅仅是向别人倾吐出钻牛角尖的感受,都能为我们提供新的可能性。其他人可以成为你的"回音壁",帮你看到其他的可能性,并且帮助你检验这些可能性可不可能实现。

在我开始将脑成像研究用于临床的时候,我对此非常兴奋,并且希望能够把自己的兴奋及发现与其他人分享。可是,某些研究者的不闻不问给我带来的挫折导致我非常焦虑,我开始失眠。

我向一位亲密的朋友寻求建议，当我告诉他自己在工作中受到的挫折时，他微微一笑。他反问我为什么要期待发生一些和现实情况不符的事情。他说："那些说出和标准规范不一样事情的人们过去是要被处以火刑的。话题越是有争议，你对现有世界的冲击力就越大。"这让我有了新的理解，我从全新的角度理解了那些研究者的行为。当你陷入思维的僵局时，请让其他人来帮助你打开疏通的渠道。

☀ 方法 5：背诵祈祷文

世界上有成千上万的人每天都在不断地祈祷。这提醒我们，生活中有许多无法达成的极限，我们需要尊重这个事实。很多人发现，在受到强迫观念困扰时重复祈祷非常有效。我建议你至少记住尼布尔的祈祷文的前面三行，你可以根据自己的信仰来改变具体的祈祷内容。

> 上帝，请赐我宁静，去接受我不能改变的一切；
>
> 赐我勇气，去改变我所能改变的一切；
>
> 并赐我智慧，去分辨两者的不同。
>
> 站在当下的每一天，享受当下的每一刻。
>
> 把困苦当作通往安宁的路，像上帝那样，坦然承受这罪孽的世界，
>
> 并且按世界的本来面目，而非按我所愿。
>
> 相信只要归顺上帝的意志，凡事定会归正修直。
>
> 如此，我可欢度今生，
>
> 并且来世也将与神同在，永享天上的幸福。阿门！
>
> ——莱因霍尔德·尼布尔

☀ 方法 6：不要试图去说服钻牛角尖的人

如果你和一个钻牛角尖的人爆发了一场争吵，请暂停一会儿！暂停 10 分钟、10 小时，甚至 10 天！如果你能够让自己从那个"双输"的情境中解脱出来，那么你稍后会慢慢想通的。

我很早以前就明白了不要试图去和那些患有扣带回功能问题的人争吵的道理。当另一个人执着于某个想法或者行为时，逻辑推理对他们不会有任何作用。我发现，对待这些钻牛角尖的人最好的技巧就是：简洁地说出我的观点。如果我发现对方确实钻进了思维的死胡同，我就会试图改变话题，让他的注意力从当前话题上转移开。分散注意力能给对方充分的时间在潜意识中对我所说的话进行加工，而不仅仅执着在自己的想法上。当我们再次回到原来的话题上时，对方就会更加宽容。下面就是一个例子。

　　杰姬因为婚姻问题来找我咨询。她的丈夫出差了，所以多次婚姻咨询都没办法参加。在个体治疗过程中，我发现杰姬经常会卡在对自己的设定之中，不给自己行为的其他解释留任何余地。她的丈夫说，她可以连续好几个小时不听他说任何话。当我认识到这是她的一种应对模式时，我采用了"简洁的攻击和撤退"方式对她进行治疗。当她抱怨丈夫不关心自己时，我大声问这是不是丈夫认为她不倾听自己的想法的缘故。她立刻否定了，并说自己是一个很好的倾听者。我没有和她争吵，而是把话题转移到了别的地方。等到下一次治疗的时候，杰姬表示自己现在会倾听丈夫说话了。只要不激起她反对我的那股执着，她就能够在无意识中接受我的建议。

　　这是一个和青少年相处时非常有效的技巧。很多青春期的少年总是会和父母争论，反对父母的意见。这是他们个体化和分离过程的一部分。我劝父母们不要去和家里的青少年们争辩，只要简洁地说出自己的观点，然后把话题转移到其他方面就可以了。如果是一些非常重要的话题，那么可以过一段时间之后再回到这上面来。

　　我给夫妻们一个最好的婚姻建议就是"去洗手间"。当你预见到自己伴侣的扣带回系统开始活跃并且重复同一个观点时，你可以打断他，并表示自己要去一下洗手间。很少有人会在你上厕所的时候跟你争吵，所以这通常能够使你们的对话中断一会儿。如果对方扣带回方面的问题特别严重，你可以拿一本厚书，在洗手间里多待一段时间。

✸ 方法 7：提点儿荒谬的要求

还记得"反向心理学"吗？它对扣带回存在功能异常的患者来说是非常有效的，但是需要你对此非常精通。在"反向心理学"中，你需要提出和自己真实意愿相反的要求。当你想让一个叛逆的两岁儿童亲你一下的时候，你就要说"我不让你亲我"，然后这个孩子就会亲你。当你想要某个人帮你做家务时，你需要说："你大概永远都不会想帮我做这些家务吧。"家庭治疗师开发了一整套通过提出与自己想法相矛盾的要求（荒谬的要求）治疗的方法，以此来帮助那些彼此对抗的夫妻。治疗师会把夫妻之间的对抗作为赌注，并给出真正有建设性的建议。比如，如果一对夫妻没有时间待在一起，也没有时间做爱，治疗师就会对他们说，你们千万不要待在一起，绝对不可以做爱。很多夫妻发现，在治疗师提出这种荒谬的要求之后，他们会花更多的时间待在一起，并且更有规律和热情地做爱。

多年以来，心理治疗师都会把这种荒谬的建议和干预作为有效的治疗手段之一。它有很多名字，比如反向建议、消极练习、相反的意图、混淆技术、宣告无望、重塑改变、以毒攻毒和治疗双盲等。它们基本都是提出和真实意图相反的要求。最常见的荒谬请求是对失眠障碍患者提出："当你睡觉的时候，请尽量保持清醒。"我认为这些技巧对于扣带回系统有问题的患者可能是最有效的。

当你希望一个扣带回有问题的人为自己做什么事时，最好让这件事看起来像是他自己的主意。如果直接提出要求，你肯定会感到失望的，要让对方主动地在脑中产生出你需要的想法。你可以通过技巧在反馈中获得自己想要的结果，下面是一些例子。

- 如果你希望某个人和你一起吃晚饭，你最好问他什么时间最合适，而不是直接告诉他什么时间见面。

- 如果你想要一个拥抱，最好说"你大概永远不会想要抱我吧"之类的话。

- 如果你想让他和你一起做家务，最好说"你大概一点也不想和我一起做家务吧"之类的话。

- 如果你希望某个人在下周四之前完成报告，应该说"下周四之前你应该完不成这个报告吧"。

- 如果你希望某个孩子不给自己添麻烦，服从某个要求，应该说"你可能没法儿一点儿也不捣乱就完成这件事吧"。

☀ 方法 8：分散注意力

以下是我发现的在和叛逆儿童相处过程中两个最基本的方法。记住，叛逆的儿童常常会执着于或者卡在消极的行为模式之中。有效地对他们进行干预能让他们未来的人生变得非常不同。第一个方法是知道什么时候应该去分散他们的注意力，以便打破那些导致他们叛逆的思维或者行为的循环。正如前面所提到的，分散注意力对帮助那些扣带回有问题的人摆脱思维僵局是非常有效的技术。你可以通过改变话题、让儿童做一些体力活（比如散步或者做游戏）或者完成一些设置好的分心任务来帮助他从当前的模式中转移出来。我的一个方法是，当儿童陷入或者卡在消极思维或者行为中时，父母可以为其朗读一本他们最喜欢的书。

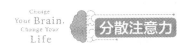

8 岁大的乔什无论如何都不愿意上学。每次上学之前，他都要抱怨自己头痛、胃痛或者找出其他母亲有可能允许他不去上学的理由。母亲发现了他的计谋之后，就会用尽一切方法强迫他去上学。每当这种情况发生时，这个可怜的男孩就会尖叫、哭泣、发脾气并且威胁要离家出走。问题越来越严重了，母亲只好带着乔什来我这里咨询。实际上，乔什不仅仅是对上学感到焦虑，而且有典型的叛逆行为。第一次对他进行干预的主要任务，就是用非常肯定的语气告诉他无论如何都必须去上学！这是必须遵守的法律，这对他非常有帮助。如果我们允许他待在家里不上学，他会更不想去上学，并且将真正"被上学的恐惧吓住"。为了有效地帮助他，他的父母需要在每天早上他觉得自己无法上学或者害怕上学的时候，把他的注意力从这种想法中分散出来。乔什非常喜欢昆虫，他有很多关于昆虫的书籍。当乔什感到不安时，父母就会给他读一些关于新型昆虫的书，并且尽量把这些书读得很有趣。如果乔什仍然坚持不去上学，那么他就必须整天都待在床上，既不能看电视也不能出去玩。因为，如果他因为生病而不能去上学，那么他也应该因为生病而不能玩耍。在开始进行干预之前，乔什基本上每10天之中会有8天不想上学。而在进行干预治疗一个月之后，减少到了每10天之中大约有两天。到了第三个月的时候，这个问题基本上解决了。

在这个干预方法中有两个需要注意的地方。首先，他的父母必须让乔什清楚地了解到，他自己的那些恐惧、叛逆行为并没什么用，父母也不是好欺负的。他要么去上学，要么就一整天都待在床上。其次，父母需要采用分散注意力的方法帮助乔什把注意力从那些恐惧的念头中转移出来。

对于那些扣带回系统功能存在问题的儿童而言，父母必须要在他们面前树立起强大的威信。父母不能允许孩子的叛逆行为得逞，否则只会强化这些叛逆行为，这会毁掉孩子的生活。如果父母放任自流，教导孩子便没有权威，这些孩子就会在学校中有社交困难。权威性能够让父母养育出最有效率的孩子。当强迫症患者对他们的强迫观念或者强迫行为妥协时，这些行为就会变得更加强大，并且越来越难以对付。当你对叛逆的儿童妥协并且允许他们反抗你的时候，叛逆行为也会变得越来越严重。越早对叛逆儿童的行为进行纠正，对他们就越有利。为此，我设计了一整套教育叛逆儿童的原则。我们需要清楚地向孩子们阐明这些原则，并且让孩子们知道你会采用它们。下面是其中两条：

- 在妈妈和爸爸说第一遍的时候，就立刻去做。
- 不要和父母争辩。

这些原则明确了你身为父母的权威，并且绝不允许孩子和你争辩，不要一遍又一遍地告诉孩子去做什么。如果你告诉孩子去做某件事，而他拒绝了，或者没有在合理的时间内完成，你应该快速地说："你可以选择。要么现在就做，要么过一段时间之后再做。我无所谓，这完全取决于你。"如果孩子没有立刻做你要求的事情，就让他暂时休息一会儿。你必须快速、坚决而不带任何感情地处理不正确的行为。你越是情绪化，孩子就越可能表现糟糕。

"不要和父母争辩"对教育叛逆的孩子也是非常重要的。如果你允许孩子和你争辩，那么你只会强化他扣带回的抵抗性。当然，你可以倾听孩子的观点。但是请分辨清楚，孩子们的话里面哪些是在陈述自己的观点，而哪些是在争辩。你要告诉孩子："作为父母，我们想倾听你的观点，但是争辩意味着你重复自己的观点。"

总的说来，对待叛逆的儿童要在必要的时候分散他们的注意力，同时也要态度坚决并有权威性。你可以和他们进行争论，但不要对每一件事都争吵。可是，叛逆的孩子常常会有扣带回有问题的父母，这进一步加重了消极的家庭互动氛围，父母的思维弹性也是非常有必要的。

☀ 方法 9：尝试药物治疗

药物治疗方法对大脑扣带回治疗效果通常都是非常有效的，尤其是那些用来调节 5 - 羟色胺水平的药物。

用于提升大脑中 5 - 羟色胺水平的药物叫血清胺，主要有百忧解、左洛复、帕罗西汀、安拿芬尼、文拉法辛、米氮平、奈法唑酮、曲唑酮和无郁宁等。一些研究表明，这些药物起效能使扣带回系统的活动正常化。在临床上，我也看到这些药物减少了患者的重复观念和强迫行为，让他们的焦虑得以平复，并且能够让那些因为看不到其他可能性而钻牛角尖的人放松下来。当这些药物起效的时候，它们通常都会影响患者的思维和行为。

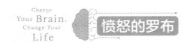

愤怒的罗布

罗布是一名 48 岁的已婚男士，他是一位系统工程分析师，他来咨询的原因是他无法忍受自己心中的各种愤怒和不满，他总是"陷入"自动的消极想法、强迫观念、阴郁和烦躁之中，并会周期性地产生自杀念头，还有愤怒控制方面的问题。"我是山谷中的愤怒之音。"他第一次面谈时就这么说。他的妻子说，当罗布对某件事情感到不安时，就无法把注意力从这件事情上面转移开，他会失去控制并且表现出暴力行为，比如砸坏家具或者在墙上砸出洞来。

罗布童年期出现过叛逆行为。为了进一步得出诊断，我对他进行了脑扫描，扫描结果发现他的扣带回出现了明显的过度激活。我开始给他开了安拿芬尼。大约两个月之后，他服用安拿芬尼的剂量增加到了每天 255 毫克。罗布和他的家人注意到了病情的好转。他不再那么易怒了，明显不再暴躁了，更加宽容，也更加开心了。他说自己的人际关系也变得更好了，尤其是和孩子们的关系。

在连续三年服用安拿芬尼并在临床上持续好转之后，我对罗布进行了跟踪性的脑扫描，结果表明他的大脑活动明显正常化了（见图 5-4）。

药物并不总会有效，有的时候也有副作用，它们会带来烦恼甚至是麻烦。但是，5-羟色胺类药物是对待人类情绪痛苦的"兵器库"中最新、最有效的"武器"。它们帮助了上百万人过上了更加正常的生活。

此外，我发现，一种天然的药草——圣约翰草也能非常有效地帮助提升大脑中 5-羟色胺的水平，从而稳定大脑扣带回系统的活动。有人将圣约翰草和好几种抗抑郁剂进行过比较研究，结果表明它和那些药有相同的疗效，副作用更小。它在德国已经被使用多年，剂量通常是每次 300 毫克，一日 3 次。我已经在某些治疗中使用了它多年，它确实有很好的治疗效果。

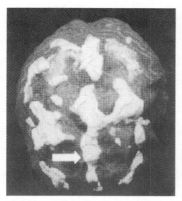 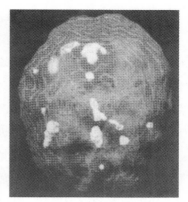

治疗前：注意扣带回活动的增加　　　　治疗后：注意扣带回活动已趋于正常

顶-底面活动3D成像图

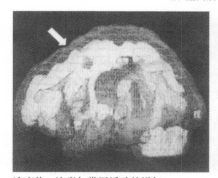 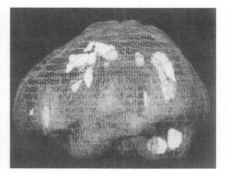

治疗前：注意扣带回活动的增加　　　　治疗后：注意扣带回活动已趋于正常

侧面活动3D成像图

图5-4　罗布的大脑3D图

　　虽然圣约翰草很有效，但是它并不是完全没有副作用的。我的一位患者因为服用它而发生了严重的心率减缓。另一位患者则在服用百忧解不见效的情况下，发现圣约翰草让她的病情更加恶化。如果你有严重的情绪或者行为问题，我建议你和一名精神科医生一起讨论最适合自己的治疗手段。

☀ 方法 10：尝试营养干预

　　低水平的 5-羟色胺和扣带回的过度激活常常与担忧、烦躁、情绪僵化以及易怒的出现有关。通过两种食物可以提升脑中 5-羟色胺的水平：首先是高糖分的食物，比如通心粉、土豆、面包、甜点、卷饼和爆米花等，它们能够提升血液中 L- 色氨酸的水平，这是用于制造 5-羟色胺的天然氨基酸，更多的 L- 色氨酸会进入大脑，它们在那里会被转化成为 5-羟色胺，吃完这些食物 30 分钟内，你就能体验到 5-羟色胺的镇定作用；大脑的 5-羟色胺水平还可以通过吃富含色氨酸的食物得到提升，比如鸡肉、火鸡、三文鱼、牛肉、花生酱、绿豌豆、土豆和牛奶等，很多人喜欢节食，他们的食谱中大多是一些 L-色氨酸含量低的食物，这会在无意中诱发认知僵化或者情绪问题。比如，我向多巴胺水平较低的人们推荐高蛋白质、低热量的食谱常常会导致扣带回问题的恶化。L-色氨酸是分子相对较小的氨基酸，当你吃一些高蛋白质的食物时，分子结构较大的氨基酸更容易进入大脑，影响了 L-色氨酸进入大脑的数量，从而会导致大脑中 5-羟色胺水平下降以及消极的情绪反应。

L-色氨酸的营养补充剂对症状的缓解也是很有帮助的。很多患者发现它能够改善睡眠情况，减少暴力倾向并且提高对情绪的控制力。此外，大部分人对它都不会过敏，这和抗抑郁剂相比是一个莫大的优势。L-色氨酸最近再次受到美国食物和药物管理局的支持并且重新流通于市面。我推荐在睡前服用 1 000 至 3 000 毫克的 L-色氨酸。最近还有一些对纤维醇的研究，它是属于维生素 B。每天服用 12 ~ 30 毫克的纤维醇能够减少烦躁、抑郁和过分执着的情况发生的次数。如果你想要尝试服用这些营养补充剂，请先和你的医生进行确认。

☀ 方法 11：体育锻炼

体育锻炼对于平复焦虑、增加认知的弹性也具有很大的作用。体育锻炼会提升大脑中 L-色氨酸的水平。前面已经提到过，L-色氨酸是一种分子结构相对较小的氨基酸，它无法和颗粒较大的氨基酸竞争并进入大脑。通过体育锻炼，更多的大型氨基酸会被用于补充肌肉的强度，血管中可利用的大型氨基酸数量就会明显减少。因此，L-色氨酸就更容易进入大脑，继而提升大脑中 5-羟色胺的水平。此外，体育锻炼能增加你的能量，并且把你从糟糕的思绪中解救出来。我经常推荐叛逆的儿童增加体育锻炼，这可以提升他们 L-色氨酸的水平，并且增加他们的合作性。

爱生气的人生

5号脑区：颞叶——大脑公司副总裁

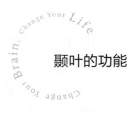

颞叶的功能

- 优势半球（通常是左侧）
- 理解和加工语言
- 长时记忆
- 提取词语
- 视觉和听觉加工
- 非优势半球（通常是右侧）
- 辨认面部表情
- 视觉学习

- 中短时记忆
- 听觉学习
- 复杂记忆
- 情绪稳定性
- 解析语调的意义
- 音乐
- 韵律

　　多年以来，颞叶在人类的心理学研究中总是被忽略。几乎没有任何精神科的学术圈子讨论过它，也很少有神经学家认为颞叶对"我们是谁""我们过着怎样的生活"意义重大。在我们能够标出颞叶中的大脑激活区域之前，它的功能一直都很神秘。专家们基本都把颞叶看作大脑的扶手。在我们诊所进行的脑成像研究清楚地表明，颞叶主要与记忆、情绪稳定、学习和社会化等功能有关，并在这些功能中起主要作用。

　　我们生命中最珍贵的财富就是那些存储在大脑这个记忆银行中的画面。这些留存下来的经验能够让我们认同自我，并且使得我们能够意识到自我和他人的联系。而位于眼后太阳穴下方的颞叶存储着那些帮助我们定义自我的记忆和画面（见图6-1）。

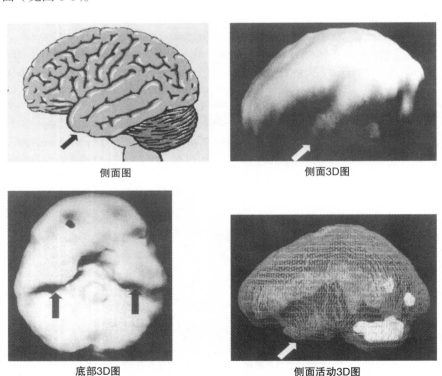

侧面图　　　　　　　　　　　　　侧面3D图

底部3D图　　　　　　　　　　　　侧面活动3D图

图6-1　颞叶

位于大脑优势半球一侧（对于大多数人来说是左半球）的颞叶与大脑对语言的加工和理解功能密切相关，与中短时记忆、长时记忆、复杂记忆、语言或词句的提取、情绪稳定性，以及对视觉和听觉信息的加工等功能密切相关。

颞叶影响语言能力和记忆。语言是人类最重要的能力之一。接受性语言，是指我们能够接收并理解口头和书面用语，这需要颞叶的稳定性。使我们能够准确地收到孩子说"我爱你"的能力，或者让我们在听到恐怖故事后害怕的能力，就位于大脑的颞叶之中。优势半球的颞叶帮助我们加工声音和书面的词语，并把它们转换成有意义的信息。有效的阅读、记住读过的内容并且把这些新输入的信息整合起来，这些功能也主要依靠优势半球的颞叶。颞叶如果出现问题就会引发语言障碍、错误理解和阅读障碍。

我经常对我的患者说，正是他们自己的记忆给了他们最大的快乐和最大的痛苦。记忆可以让我们坚强和自信，让我们记得自己最有能力的时刻；记忆也可以让我们屈服，记住自己最大的错误。记忆影响着我们的每一个行为。记忆的基本内容都整合和存储在颞叶之中。当大脑的这部分脑区受损或者功能出现障碍时，记忆常常会出现损伤。

记忆能够破坏我们获得成功和成就的机会。我曾经治疗过一对婚姻出现问题的夫妻。丈夫患有抑郁和注意力缺陷障碍，妻子非常固执和不肯宽恕。他们开始治疗后不久，丈夫的问题得到诊断，他开始服药治疗。除了妻子之外，几乎所有人都看到了他病情的好转。因为他的积极行为与妻子脑中对他的认识和理解的经验不一致，所以她无法让自己看到丈夫的进步，仍然采取原有的行为模式。她仍然不断地责备他，这段婚姻最终失败了。而导致婚姻失败的正是她的记忆，而非现实本身。

情绪的稳定性也受到优势半球的颞叶的影响。这一能力表现为，不论每天的生活如何跌宕起伏，人们都能一直保持平静和积极向上的态度。这种能力对发展和维持性格和人格的一致性非常重要。颞叶在最佳的激活水平下能够提升情绪的稳定性，而激活程度过高或过低都会导致情绪起伏、不一致或者产生不可预测的情绪和行为。

非优势半球（通常是右侧）的颞叶会帮助我们辨认熟悉的面孔和面部表情，准确理解语音、语调，并且赋予它们合适的意义。这些都是非常关键的社交技能。能分辨出别人什么时候愿意见到你，什么时候害怕你，什么时候感到无聊乏味，什么时候正忙着自己的事，这种能力是人际交往的基础。意大利眼科医生库格利诺（Quaglino）在 1867 年发表了一篇文章，里面介绍的一位患者在一次中风之后，虽然还能够分辨出几个面孔类型，但是却无法辨认出熟人的面孔了。自从 20 世纪 40 年代以来，医学文献中大约报告了上百个面孔失认症 [①] 的病例。这些患者常常意识不到自己这一问题的存在（右半球出现问题常常会和对疾病的忽视及否认联系在一起），或者他们会因为无法认出家人和朋友而感到羞耻。通常情况下，这类问题都和右侧颞叶的损伤有联系。最近的研究结果表明，对面部表情的理解能力是天生的，而不是后天学习的结果（婴儿可以辨认出母亲的面部情绪）。但是，当大脑的颞叶出现问题时，这部分社交技能会相应地受到损害。

颞叶还能帮助我们对视觉和听觉进行加工，帮助我们理解生活中这些通用的语言。这部分脑区使我们能被伟大的音乐打动，并得到放松和陶醉。颞叶被称为"解释的皮层"，因为它们能解释我们听到的话，并且把解释的结果和存储的记忆整合起来，给输入的信息赋予意义。颞叶还给予我们强大的确信感、敏锐的洞察力以及了解真相的能力。

与生气人生相关的心理障碍

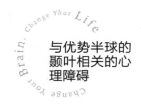
与优势半球的颞叶相关的心理障碍

- 指向内部或者外部的暴力行为
- 阴暗或者暴力的想法 ● 对光敏感，轻度妄想
- 词语提取困难 ● 听觉加工障碍
- 阅读障碍 ● 情绪不稳定

---

① 症状为无法辨认熟悉的面孔。

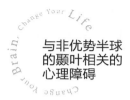

与非优势半球的颞叶相关的心理障碍

- 难以辨认面部表情
- 难以加工语调信息
- 社交技能障碍

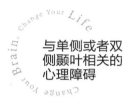

与单侧或者双侧颞叶相关的心理障碍

- 记忆问题，失忆症
- 没有特定原因的头痛或者胃痛
- 没有特定原因的焦虑或者恐惧
- 异常的感知觉、视觉或者听觉歪曲
- 识旧如新或者识新如旧
- 空虚感或者迷茫感
- 宗教或者道德过度狂热
- 有写字的冲动或者过度写作
- 癫痫发作

    颞叶功能异常比我们一直以为的要更容易发生。很多上述症状常常被认为是精神上的障碍造成的，但实际上它们是生理上的异常造成的。颞叶位于大脑中非常脆弱的颞窝部位，在眼窝的后面，太阳穴下方。颞窝中有一个非常尖锐的骨嵴①，这会使很轻微的头部创伤都可能损坏颞叶的前侧部位。（上帝本应该在那个骨嵴上面装上防撞击的保险杠。）由于颞叶位于5块骨头交接的颞窝之中，它几乎可以被来自任何方向的对头部的撞击所损伤。

    颞叶的问题有很多不同的病因，最常见的是基因遗传、头部创伤以及中毒或者病毒感染。由于在脑壳中的位置关系，颞叶、前额叶和扣带回是大脑中最容易受伤的几个部位，同时也是与思维和行为联系最紧密的脑区（见图6-2）。

---

① 蝶骨的小翼。

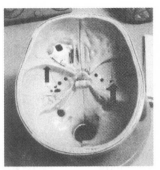

注意左侧箭头所示为蝶骨的翼；
右侧箭头所示为颞叶所在的颞窝

图6-2　颅骨底部模型

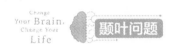

颞叶问题

　　布赖恩是一位 60 岁的男子，他的妻子听了我在某次全国会议上的发言之后，非常肯定自己的丈夫有颞叶方面的问题，所以让他来我这里看病。他患有记忆丧失症。他非常情绪化，经常表现出暴力倾向。他还常常从眼角看到阴影，并且会听到一种恼人的"嗡嗡"声，医生也无法查明这些声音的来源。布赖恩发脾气的时候常常毫无征兆。"很小的事情都能让我火冒三丈，过后我又会感到非常内疚。"他说。当布赖恩 5 岁的时候，他曾经从门廊上跌倒，一头栽到了一堆砖头里面。在上学期间，他出现了严重的阅读障碍，而且常常和同学发生争吵。

　　脑成像结果表明，他的左侧颞叶存在着明显的活动异常：前部和后部都有明显的激活水平下降，而颞叶中部却又过度激活。看到这些异常情况，我很清楚布赖恩的大部分问题都来自其左侧颞叶活动的不稳定，这很可能是童年那次意外带来的后果。我给他开了双丙戊酸钠缓释片，这是一种抗癫痫药物，可以用来平复颞叶的活动。当我 3 周后再见到他时，他看起来很高兴。嗡嗡的耳鸣

和眼角的阴影已经消失了，吃药之后他就再也没有发过脾气。他说："这是我人生中第一次可以清楚地记得自己度过的 3 周时光，这 3 周我没对任何人大喊大叫。"4 年之后，他的脾气仍然能够很好地自我控制（见图 6-3）。

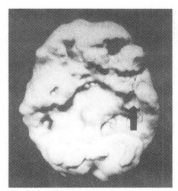

注意治疗前左侧颞叶活动水平下降（箭头所示）

底部3D图

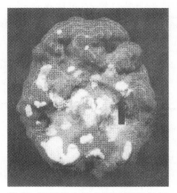

注意4年后其大脑左颞叶深处的活动水平增加（箭头所示）

底部活动3D成像图

图6-3　布赖恩的大脑

最常见的和左侧颞叶功能异常有关的问题包括暴力倾向（指向内部或者指向外部的）、阴暗或者暴力的想法、对光敏感、轻度的妄想、词语提取障碍、听觉加工障碍、阅读障碍以及情绪不稳定等。让我们分别来看一下各个问题。

☀ 暴力倾向

与左侧颞叶有关的暴力倾向常常表现为对他人或者对自己的一种暴力想法。导致暴力行为的原因通常很复杂，但是在我的诊所进行的一项研究中，我们对那些攻击别人或者损坏财物的患者进行了研究，统计结果发现，有 70% 以上的人左侧颞叶的功能存在异常。左侧颞叶的损伤或者功能异常会让人变得更容易急躁、生气或者出现暴力的想法（关于这部分的内容将在下文讲述暴力的章节中详细讨论）。

我的一位患者的颞叶功能失常。他的问题可能是天生的，因为他父亲就是一个超级易怒的人。他告诉我他经常会出现强烈的暴力念头。"我走在街上的时候，有个人撞了我一下，我就想要开枪打死他或者用棍子打死他。这些念头让我自己都感到害怕。"万幸的是，虽然他的脑扫描显示他左侧颞叶的功能存在异常，但他的前额叶功能正常，所以他能够监控自己的行为。

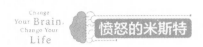

愤怒的米斯特

　　45 岁的米斯特由于经常发怒而到我这里求诊。一天，她莫名其妙地对着在杂货店遇见的陌生人大喊大叫起来。"我不明白自己的愤怒从何而来，"她说，"我已经进行了 16 年的治疗了，但一切还是老样子。我常常无缘无故就爆发了。我的脑中会出现非常可怕的想法，如果你认识我，肯定会非常讨厌我。"她 4 岁的时候曾经从双层床上掉下来，有一两分钟失去了意识。她左侧颞叶的前部和后部非常明显地受到了损伤。每天一定剂量的双丙戊酸钠缓释片能够有效地帮她控制体内那头"野兽"。

☀ 自杀

　　还有很多左侧颞叶异常的患者把暴力倾向指向内部，表现为出现自杀行为。在我们诊所的一项研究中，我们看到左侧颞叶异常的患者中 62% 都有过严重的自杀念头或者尝试过自杀。当我在奥克兰做完一次关于大脑的讲座之后，一位妇女对我说："亚蒙医生，我知道我整个家族的成员都存在左侧颞叶功能失常的问题。我父亲的曾祖父死于自杀，我的祖父母都死于自杀。我的父亲和三个叔叔也死于自杀，去年我的儿子试图自杀。我们还有救吗？"后来，我对她家庭的三个成员进行了评估和大脑扫描，果然，其中两人左侧颞叶的功能存在异常。

　　就自杀行为而言，有一个令人悲伤的病例表明了它和左侧颞叶的联系。我曾经发表过一篇关于左侧颞叶功能异常和自杀行为的专栏文章。这篇文章发表了大约一周之后，一位母亲来找我。她说自己 20 岁的女儿几个月前自杀了，她无法承受这突如其来的巨大打击。"她是所有母亲心目中最乖的女儿，"她说，"她成绩优秀，很有礼貌，懂得合作，给身边的人带来很多快乐。可是，突然之间一切都变了。两年前她骑自行车的时候撞到了路边的树枝，身体瞬间被甩了出去，左脸着地。她失去了意识，直到有个路人发现了她，她才清醒过来。那次事故之后，她变得情绪化、易怒。她开始抱怨自己头脑中经常出现不好的念头。我带她去看心理医生，但并没有什么用。一天晚上，我听到外面有一声巨响——她在房屋前面的草坪上开枪打死了自己。"

她的眼泪让我也忍不住哭起来。如果有人能够诊断出她的女儿受到的轻微头部创伤使她左侧颞叶受损的话，悲剧也许就不会发生了，抗惊厥药物或许能够阻止她自杀。值得一提的是，在过去的 20 年当中，精神科医生使用抗惊厥药对很多种精神疾病进行过治疗。我怀疑，我们实际上经常面对一些潜在的大脑生理性疾病，但却把它们当成了精神疾病治疗。

☀ 轻度妄想

左侧颞叶异常的人往往对光线很敏感，还会表现出轻度的妄想。精神分裂症患者是单纯的妄想，而左侧颞叶功能异常的患者常常认为别人在谈论或者嘲笑自己，但事实上并没有根据。这种过度敏感会给人际关系和工作带来严重的困扰。

☀ 阅读障碍

阅读和语言加工障碍也是左侧颞叶功能异常造成的常见问题之一。高效的阅读、记住所读的内容、把新输入的信息整合起来，这些功能都有赖于优势半球的颞叶功能。据估算，大约有 20% 的美国人存在阅读障碍[1]。我们常常发现阅读障碍患者存在着左侧颞叶后半部分激活水平的下降。阅读障碍可能是遗传的，也可能是由于一次头部创伤损伤了大脑的颞叶。下面是一个具有代表性的病例。

---

[1] 即无法进行阅读。

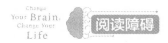

卡丽是一位 40 岁的心理治疗师，她在一次车祸中头部受伤，两年后来找我看病。在出车祸之前，她的记忆力很好，阅读又快速又高效。她说，阅读曾经是她上学时的强项。但是在车祸之后，她出现了记忆方面的问题，易怒，阅读也变得困难。她说自己必须一遍又一遍地反复阅读才能抓住核心信息，而且也无法长时间记住自己读过的内容。她的脑扫描结果表明左侧颞叶的前半部分受损（这在创伤中是非常典型的模式）。我让她接受脑电生物反馈治疗来改善左侧颞叶的功能。4 个月的治疗课程之后，她的阅读技能恢复了，记忆力也明显改善了，此外，她的脾气也变好了。

在我们的临床经验中，左侧颞叶的异常往往和指向外部的不适联系在一起（比如愤怒、易激惹、暴力倾向），而右侧颞叶的异常则更多地和指向内部的不适联系在一起（比如焦虑和恐惧）。这种左右半球的差异在临床患者身上表现得特别明显。其中一种可能的解释是，左脑负责对语言的理解和表达，当左侧半球功能异常时，人们无法恰当地表达不适；而当右侧半球受损伤时，这种不适感更容易以非言语的行为方式表达出来。

☀ 社交障碍

非优势半球（通常是右侧）的颞叶的问题更多地表现为社交技能障碍，特别是在面部表情和语音、语调识别等方面。

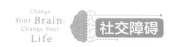

麦克是一名 30 岁的男性，他的情况向我们展示了右侧颞叶功能异常带来的各种社交障碍。他来我的诊所是因为他想有一次约会的机会。他从小到大从来没有和女性约会过，为此他感到非常沮丧。在病情评估阶段，

麦克说他完全不知道自己的问题出在哪里。陪他一起来做咨询的母亲却有她自己的看法："他总是无法正确理解情境。有时他显得过于强势，而当对方对他感兴趣时他又显得过于怯懦。他也无法理解我的语气，我有时真的很生气，他却完全不把我当回事；有时他觉得我生气了，其实我根本没有生气。麦克小时候很想去和其他小朋友一起玩，但他从来没有好朋友。看到他那么沮丧，我真的很难过。"

麦克的脑扫描结果表明，他的右侧颞叶出现明显的活动水平下降。而他的左侧颞叶功能是正常的。对麦克最有效的干预方法就是集中的社交训练。他接受了一位心理治疗师的训练，学习如何正确理解面部表情、语音语调，并学习适当的社交礼节。6 个月之后，他得到了第一次约会的机会。

☀ 幻觉

单侧或者双侧颞叶的功能异常会导致一系列其他类型的症状，包括知觉异常（感官幻觉）、记忆障碍、似曾相识感（对你从来没有体验过的东西感到熟悉）或者识旧如新（无法认出熟悉的地点或者人物）、没有特定原因的疼痛或者恐惧、空虚感或者迷茫感、宗教或者道德狂热等。幻觉是颞叶功能异常导致的常见症状之一，常见的幻觉包括：

- 在眼角看到阴影或者虫子；
- 看到物体的尺寸变化或者变形（有的患者可能看到路灯变成了动物，或者看到画中的人物在移动）；
- 听到蜜蜂的嗡嗡声或者收音机中发出的干扰电波声（但是那里根本没有收音机）；
- 闻到臭气或者感觉到口中奇怪的味道；
- 觉得有虫子在皮肤上爬或者其他皮肤上的异样感觉。

没有原因的头痛或者胃痛也是颞叶功能异常的常见症状之一。最近，抗惊厥药物双丙戊酸钠缓释片被认可作为临床上治疗偏头痛的药物。如果头痛或者胃痛是由于颞叶上的问题引起的，那么抗惊厥药物就能起到很好的效果。很多经历过突如其来的焦虑、紧张或者惊恐发作体验的患者常常会和其惊恐发作建立起次级联系，从而发展成恐惧症。举个例子，如果你在公园经历过一次惊恐发作或者感到过极度恐惧，那么你以后每次走进公园都可能会产生焦虑感。

对道德或者宗教过度狂热也是颞叶功能异常的常见症状。我曾遇到过一个男孩，他才 6 岁，却因为整天担心周围的人要进地狱而把自己弄得病怏怏的。另一个患者一周 7 天都在教堂里为家人的灵魂祷告，他因为自己的脾气差来我这里就诊。他常常跟家人发脾气，这些坏脾气通常是因对道德的担忧或者愤怒而出现的反应；另一个患者来我这里求治是因为他整天都在关注自己的"精神世界"，根本无法完成工作，即将失业。

☀ 过度写作

过度写作是指因产生强迫而过度写作的倾向，有研究认为这种问题也源于颞叶的异常。有人怀疑邮寄炸弹的恐怖分子特德·卡钦斯基（Ted Kaczynski）有颞叶方面的问题，因为他写的犯罪宣言冗长而杂乱无章，同时他有暴力行为和社会退缩行为。我的一些患有颞叶问题的患者会一连好几个小时地写作。其中一个患者曾经给我写过二三十页的信，事无巨细地描述她生活的方方面面。当我意识到这是颞叶问题引起的过度写作时，我给她开了抗惊厥剂。从那之后她写的信条理清晰多了，以前二三十页的内容只需要两三页就说完了。值得注意的是，很多患有颞叶问题的患者有着和过度写作截然相反的症状，他们无法从头脑中提取词语，并难以把想法落到笔头上。我认识一个治疗师，他是一位非常出色的公众演讲家，却无法把头脑中的想法写成书。通过对他脑部的扫描发现，他双侧颞叶的活动水平都出现了下降。

☀ 阿尔茨海默病

记忆问题长期以来都被认为是颞叶功能异常最显著的症状。头部创伤所引起的失忆症常常和大脑颞叶的损伤有关。大脑感染也可能引起严重的记忆问题。

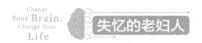

失忆的老妇人

哈丽雅特是一位非常亲切和蔼的83岁老妇人，她15年前在一次脑炎中失去了记忆。虽然她记得脑炎发作之前的事情，但是对于那之后的事情却只能记住一点儿零星的片段。在她每次进食一个小时之后，她会有饱腹感，但是却已经不记得吃了什么。哈丽雅特说："我要把我的大脑捐赠给医学院，希望我的病症能够对其他人有帮助。另外，我想要知道我到底是哪里出了问题。然后我得把它写下来，因为我很快就会忘了你告诉我的事！"

哈丽雅特的大脑表现出双侧颞叶活动水平的明显下降，特别是左侧颞叶，病毒仿佛进入了那部分脑区并吞噬了它（见图6-4）。

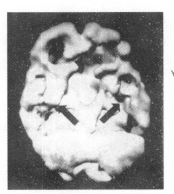

注意双侧颞叶均出现明显的活动水
平下降（箭头所示）

图6-4　哈丽雅特受到脑炎影响的大脑底面3D图

阿尔茨海默病是一种毁灭性发展的老年痴呆症，是老年人中最常见的记忆问题来源。不幸的是，它夺走了很多人的晚年生活，并且让很多家庭在生理、情感和财务上消耗殆尽。脑成像是对该疾病进行诊断的重要工具之一。在功能性成像研究出现之前，唯一可以对阿尔茨海默病进行诊断的方式就是尸检。脑成像研究表明，典型的阿尔茨海默病会出现双侧颞叶活动水平下降以及顶叶的活动水平下降。有时，这种脑活动的模式在症状开始前的 3~6 年就已经出现。一些新型的抗阿尔茨海默病药物能够阻止这种病症的发展。通过脑扫描，我们可以看到它们确实改善了病情，抑制了疾病在大脑那些涉及记忆和思维的脑区中蔓延，比如在颞叶脑区中的蔓延。下面是一个患阿尔茨海默病男性的脑成像图，他变得健忘，经常离家走失，忘记怎么做一些最简单的事情，比如穿衣服，并且越来越多地对妻子施暴（见图 6-5）。

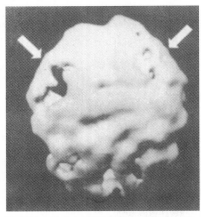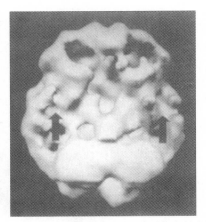

注意颞叶活动水平明显下降（箭头所示）　　注意颞叶的活动水平明显下降（箭头所示）
　　　　　顶-底面3D图　　　　　　　　　　　　　　　　底部3D图

图6-5　受到阿尔茨海默病影响的大脑

☀ 颞叶癫痫

《爱丽丝梦游仙境》的作者刘易斯·卡罗尔（Lewis Carroll）被认为患有颞叶方面的问题，这从书中对爱丽丝视觉歪曲的描述就可以看出来。

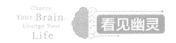

布赖斯 7 岁的时候，他母亲给他念《爱丽丝梦游仙境》，他觉得非常不舒服。他说自己和爱丽丝很像，"常常有奇怪的事情发生在我身上，"他

对母亲说，"我会看到一些奇怪的东西。"白天他常常看到物体变小。夜晚，他还会看到绿色的幻影幽灵。除此之外，布赖斯还有很多焦虑的症状。

————————————

由于担心布赖斯丧失心智（他的一位表哥被诊断为"精神分裂样"疾病），他母亲带他来见我。听了这些症状之后，我怀疑他的一侧或者双侧颞叶存在活动过度的情况。他的脑成像结果证明了右侧颞叶活动异常，并且基底神经节的活动也过分活跃。我给他开了抗癫痫药物双丙戊酸钠缓释片，同时他还接受了心理治疗来减轻焦虑症状。两周之后，布赖斯的奇怪体验消失了，6个月后他的焦虑症状也得到了缓解（见图6-6）。

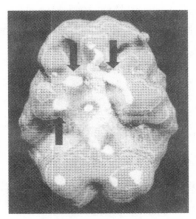

注意右侧颞叶深处（向上的箭头）和基底神经节（向下的箭头）均出现活动水平增加

图6-6 布赖斯被癫痫所影响的大脑底部活动3D成像图

☀ 惊恐发作

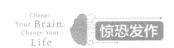

艾伦和杰克有着相似的病史：他们都过着深居简出的生活，都有空虚

感，都毫无原因地出现过惊恐发作。他们两人都为了获得更加理想的生活而有过宗教体验。艾伦 32 岁，几乎因为深刻的宗教体验而无法进行任何其他活动，她不能去上班，与社会隔离。杰克对"深刻的精神唤醒"非常痴迷，但是从来无法真正理解它们的意义。

颞叶障碍自检表

下面是一个颞叶障碍自检表。请阅读这个行为列表并对自己（或者你要评估的某个人）的行为进行打分。使用下面的量表并将合适的数字填到每个项目中。如果结果有5个以上3或4分的项目表明较有可能患有颞叶方面的问题。

1. 急性子或者特别容易被激怒

2. 毫无原因的愤怒

3. 经常错误地把事情解释成消极的

4. 很容易生气、爆发，又很快平静；在发火之后非常疲劳

5. 有空虚或者迷茫感

6. 无特定原因的惊恐发作或者恐惧症

7. 视觉或者听觉的改变，比如看到阴影或者听到低沉的声音

8. 经常识新如旧（来到了新地方，却感觉似曾相识）或者识旧如新（无法回想起熟悉的地方或者人物）

9. 过度敏感或者轻微妄想

10. 无特定来源的头痛或者胃痛

11. 有头部创伤病史或者家庭有暴力历史

12. 阴暗的想法，比如有自杀或者杀人的念头

13. 健忘

14. 记忆障碍

15. 阅读障碍

16. 对道德或者宗教过度狂热

| 0 = 从来没有 | 1 = 很少 | 2 = 偶尔 | 3 = 经常 | 4 = 频繁 |

艾伦被她的父母带到我的诊所，他们对她的社会隔离状态非常担心。而杰克则希望对自己惊恐发作的症状进行评估。这两个人的脑扫描结果都表明其颞

叶深处存在着明显的活动增加。通过治疗，他们的症状都得到了缓解。虽然在服药期间他们仍然是非常笃定的信仰者，但是他们的头脑不会再整天被那些念头所占据了。

与艾伦和杰克一样，吉姆被空虚感和惊恐发作困扰着。他感到"恶魔就在身边"，并且充满了怀疑和恐惧。他因为害怕恶魔缠身而过着深居简出的生活，这在家里人看起来简直就是妄想。吉姆的脑扫描结果跟艾伦和杰克的结果有很大的不同：吉姆的左侧颞叶存在活动异常。根据我的临床经验，左侧颞叶的问题通常和那些非常消极或者阴暗的想法联系在一起。

让你随和、平静、更幸福的11种方法

以下治疗方法可以治疗颞叶异常并且恢复颞叶功能。这些方法主要基于我们对颞叶的认识以及我在临床中的治疗经验。请记住，颞叶负责情绪的稳定性、理解和加工语言、记忆、辨认社交线索（面部表情和语气）、韵律和音乐。

☀ 方法1：努力积攒美好经验

努力积攒一些能让你充满动力、健康、让生活丰富多彩的经历。因为颞叶存储着你的生活经历，所以用积极的生活经历刺激颞叶能让你保持健康。经常有规律地赞美自己的生活，会让你的经历变得有意义。

通过照片、录像、日记等方式记录下生活中值得回忆的片段，建造一座装满美好体验的图书馆。你一有时间，就要不断地去回味这些经历。是经历把你和你的生活连接了起来。拍家庭录像不正是一种很好的治疗方法吗？也许它们对你的家人和朋友并非如此，但是对你自己来说，它们会是灵丹妙药。

☀ 方法2：想唱就唱

在洗澡的时候唱歌能治疗颞叶的问题。一直以来，音乐都被认为具有疗愈心灵的力量。当一个人在哼歌或者唱歌的时候，你常常能够感受到他的好心情。

不论唱得好不好听，歌曲都是我们生活中真正的乐趣。

歌曲常常和一些精神体验联系在一起。我在上大学的时候参加了加略山基督教会，这是南加州地区一个大教堂的教会。我的一些朋友是唱诗班的成员。当他们唱歌的时候，一切都会变得和平时不同。害羞的人会变得外向，变得活泼。听众们也会在这种音乐中变得更加投入。教堂里的人们因为音乐的感染力而变得更加神采奕奕。

幼儿园的老师一直都知道，唱歌可以让孩子们学习得更快更好。他们能够更好地记住歌词，并且在唱歌的过程中更容易投入。

有意思的是，当在军队接受基础训练时，我们常常在行军路上唱歌。我至今依然记得那些歌曲怎么唱。当我们在队伍中唱歌时，会自然而然地产生一种斗志，眼前的拉练也变得不那么艰难了。

不论在何时何地，只要可以就歌唱。当然，如果你五音不全，那你可以唱得小声一些。唱歌对颞叶有治疗作用，同时也可以治愈你的深层边缘系统。

☀ 方法 3：发声练习

在《莫扎特效应》（*The Mozart Effect*）一书中，音乐、健康和教育研究所的创办人唐·坎贝尔（Don Campbell）列出了很多通过发声来提升情绪和记忆力的好处。他说，所有形式的发声练习（toning），包括唱歌、念诵、约德尔唱法、哼唱、背诵诗歌和单纯的谈话都具有治疗效果。"没有什么能胜过发声练习。"他总结道。"发声练习"这个词语要追溯到 14 世纪，它指的是利用长元音发出一定时长的声音。ah，ou，ee，ay，oh 和 om 是发声练习中常用的几个音。坎贝尔写道："我见证了成千上万人因为每天有规律地进行 5 分钟发声练习，让声音放松下来，变得更加关注自己的身体，释放了恐惧和其他情绪，也从生理疼痛中解脱出来……我见过很多人把发声练习应用在生活中，比如在一个重要的考试之前让自己放松下来，减轻耳鸣或者偏头痛的症状……发声练习还有减轻失眠和其他睡眠障碍的疗效……发声练习能够平衡脑电波的活动、加深呼吸、降低心率，并且传递一种健康的感觉。"坎贝尔报告说，根据他的经验，特定的声音对于身体和情绪具有特定的疗效：

- ah：能够立刻引起一种放松的反应；
- ee 或者 ay：最有刺激性的元音，能够帮助人集中注意力，缓解疼痛和愤怒；
- oh 或者 om：被认为是最深沉的声音，能够让皮肤温度升高，缓解肌肉的紧张。

试着每天进行 5 分钟的发声练习，坚持两周，看看会不会对你有所帮助。

类似的，哼唱对于心境和记忆也有积极的作用。莫扎特在谱曲的时候会轻声哼唱；孩子们在快乐的时候会哼唱；成年人常常会哼起脑中掠过的一个调子，以此提升精神状态、整理心绪。你可以有意识地在日常生活中留意哼唱的行为。当声音激活了你的大脑时，你会感到更加精力充沛，你的大脑会在那一刻变得更加清醒。

☀ 方法 4：多听古典音乐

请欣赏大量优秀的音乐作品。从乡村音乐到爵士乐，从摇滚乐到古典音乐，音乐是生命中真正的快乐来源之一，也具有疗愈的功效。欣赏音乐能激活并且刺激颞叶，从而给你的心灵带来平静或者兴奋。

近几十年，音乐治疗已经成为精神疾病治疗的组成部分之一。特定的音乐对于患者具有镇定作用；快节奏、欢乐的音乐能够对抑郁症患者产生积极的刺激。

加州大学欧文分校（UCI）的研究者们已经通过无数研究证明，莫扎特的《双钢琴鸣奏曲》（K448）能提升视空间学习技能。弗朗西斯·劳舍尔（Frances H. Rauscher）博士和她的同事们对 36 名心理系大学生进行了一项研究，他们在听了 10 分钟的莫扎特音乐后，空间智商测验[①]的得分都在 8~9 分或以上。其中一位研究者戈登·肖（Gordon Shaw）认为，莫扎特的音乐能够使大脑变得活跃：

---

① 斯坦福-比奈量表的一部分。

"我们推测，复杂的音乐能够促进大脑中涉及高水平智力活动（比如数学和下棋）的那部分神经模式。相比之下，简单而重复的音乐则有相反的效果。"

在一项跟踪调查中，研究者们把 16 个抽象的类似折叠纸片的图形投射到屏幕上，每个图片持续呈现 1 分钟，要求被试说出这些图形是如何折叠的。测试共持续了 5 天，在这 5 天中，一组被试欣赏莫扎特的《双钢琴鸣奏曲》，另一组什么都没有听，第 3 组听到的则是混合的声音，包括菲利普·格拉斯（Philip Glass）的音乐、一段朗读的故事和一首舞曲，3 组被试同时进行测试。研究者发现，3 个组第二天的测试成绩都比第一天提高了，但是听莫扎特的小组成绩提高了 62%，而什么都没有听的小组只提高了 14%，听混合声音的小组只提升 11%。在接下来的几天中，听莫扎特音乐小组的成绩仍继续提高，但是另外两个组却不再提高了。

研究者认为，莫扎特的音乐能够加强右脑加工中心与空间推理的能力。他们总结道："欣赏音乐，就像一种促进大脑高级功能的系统练习一样。"唐·坎贝尔在《莫扎特效应》一书中很好地总结了这些研究，还论谈了很多其他音乐可以提升学习能力和治疗疾病的例子。坎贝尔写道，根据他的临床经验，莫扎特的《小提琴协奏曲》，特别是 3 号和 4 号，对提升学习能力所起到的积极作用尤为明显。

对于颞叶来说，这个研究结果有重大意义，因为颞叶负责音乐和记忆的加工。特定类型的音乐能够激活颞叶并帮助它们更有效地学习、加工和记忆信息。特定类型的音乐常常为心灵打开新的通道。

某些音乐也可能具有毁灭性。我相信大部分被送到少管所或者禁足在家的青少年们肯定比其他人听了更多的重金属音乐。抒发怨恨和绝望的音乐可以加强或发展那些类似的心态，音乐也可能会伤害到孩子。所以，当孩子还小的时候，就教他们欣赏古典音乐吧！

音乐从我们很小的时候就开始影响我们。托马斯·维尼（Thomas Verny）博士在《胎儿的秘密生活》（The Secret Life of the Unborn Child）一书中写到，科学经验表明，胎儿在母亲怀孕早期和之后的阶段都更愿意听莫扎特和维瓦尔第的音乐。在听这些音乐的时候，胎儿的心率会平稳并且减缓，而当听其他音乐，尤其是摇滚乐时，大部分胎儿都难以集中注意力，并且"心跳狂乱"。

☀ 方法 5：学习一种乐器

加州大学的劳舍尔和肖进行了一项跟踪研究，他们对 34 名学龄前儿童进行了钢琴键盘的指法训练。6 个月之后，所有儿童都能演奏基本的乐曲，从莫扎特到贝多芬。与此同时，他们的视空间技能水平表现出了显著的提高——相比接受电脑课程或者其他训练的学龄前儿童提高了 36%。坎贝尔还引用了以下的研究：1996 年，大学入学考试委员会报告说，那些具有音乐演奏技能的学生在 SAT 测验中语文部分比平均分高出 51 分，在数学部分高出 39 分。在对一所大学大约 7 500 名学生的研究中，音乐专业的学生获得了全校最高的阅读分数。任何年纪的人学习一件乐器都会对颞叶神经细胞的发育和激活有帮助。当颞叶被有效地激活时，它们整体的各项功能都会得到改善。

☀ 方法 6：有节奏地运动

颞叶负责加工和产生韵律或节奏。咏唱、跳舞和其他有节律的活动都有疗愈作用。很多人对于韵律以及它对治疗和健康的重要性一直一无所知。

诵经在东方宗教和西方正统的宗教中都非常普遍，它常被当成练习专注和打开心智的方法。诵经有一种特殊的韵律，能使人产生一种出神的状态，带来平静和稳定的心神，打开心智去学习和了解新的体验。

即使对我这种四肢不协调的人来讲，跳舞和身体运动也是很有疗效的。当我在一家精神病院的病房工作时，患者们每周有三四次的舞蹈治疗。我发现我的患者在接受了舞蹈治疗之后，在心理治疗中也变得更加开明和有洞察力。跳舞就像歌曲和音乐一样，可以在一天、一周，甚至更长的时间里改变一个人的心境，提供宝贵的正向经验。

请抓住机会让自己开始体验富有节律的运动吧！

☀ 方法 7：考虑药物治疗

颞叶的异常会导致严重的问题，包括癫痫、视觉改变、异常的感知觉体验和严重的行为改变。药物对颞叶的功能障碍通常有很大帮助。双丙戊酸钠缓释片、加巴喷丁、拉莫三嗪和卡马西平这些抗癫痫类药物对稳定颞叶的异常活动都非常有效。它们被证明对多种"精神"问题都有帮助，比如暴力倾向、顽固的抑郁症、躁狂抑郁症、偏头痛、疼痛症状甚至学习障碍等。地仑丁是一种典型的抗癫痫药物，也能治疗一些患者的颞叶异常。如果你怀疑自己有颞叶方面的问题，请先让神经学家或神经精神科医生给你做一次评估。

☀ 方法 8：保证充足的睡眠

最近的很多研究结果都特别强调了睡眠的重要性。一个最新的脑研究证明，那些每晚睡眠少于 6 小时的人更容易出现颞叶活动显著下降的情况。睡眠的减少还会导致情绪不稳定、认知能力下降、易激惹以及空虚感，所有这些都是和颞叶相关的问题。我曾经治疗过一些在军队机动部门工作、存在着严重睡眠剥夺情况的患者。他们往往会表现出认知损害、妄想和幻觉等症状。睡眠对正常的大脑功能是必须的，尤其是对颞叶的功能。请确保你每晚至少睡 6～8 个小时。

☀ 方法 9：戒除咖啡因和尼古丁

我们的实践经验和其他大脑研究者的经验表明，咖啡因和尼古丁都是强效的血管收缩剂，会带来脑部血液供应减少的效果，尤其是血液对颞叶的供应。戒除这些物质，或者减少摄入量，你会感到头脑更加清晰，注意力更加集中。即使咖啡因和尼古丁可能会在短期内对你有所帮助，但是从长远来看，它们绝对会给大脑造成损害。因为咖啡因和尼古丁会导致脑部活动水平出现全面的下降，因此这种恶性情况会使人们不断地需要用更多的这类物质来获得之前那种短期的良好感觉。他们最终会陷入给自己设置的困境之中。

⁂ 方法 10：注意你的营养

营养对治疗颞叶异常非常有帮助。很多有暴力行为的人在吃了高糖分的食物之后暴力行为会变本加厉。如果暴力行为的表现不具有任何抑郁或者强迫思维的特征，那么摄入一些富含蛋白质或少糖的食物会非常有效。如果暴力行为和忧虑、烦躁或抑郁等症状联系在一起，那么相同分量的糖分和蛋白质组成的均衡食谱将会是最佳的。

⁂ 方法 11：尝试脑电生物反馈技术

根据我们从脑成像研究中所学到的知识，我的诊所经常使用脑电生物反馈技术来改善颞叶的功能。当我们看到存在过度激活或者压抑的脑区时，我们会把电极放置在这个区域上，测量它们的活动，训练这部分脑区产生更加健康的脑电波节律。这对于脑损伤的患者尤其有帮助。一名女性在经历了前额的撞击后，出现了记忆障碍，变得易怒，还伴有阅读障碍。她的认知状态使她无法去工作，而这种情况又会进一步引发抑郁。脑成像结果显示，她的左侧颞叶激活程度下降了。在对她的左侧颞叶进行了 25 次脑电生物反馈治疗后，她说自己的记忆力得到了很大的改善，脾气也好多了，也能重新享受阅读的快乐了。她的情绪也有了很大的好转，重新回到了工作岗位上。

Change Your Brain, Change Your Life

第二部分

远离大脑污染源，挑战人生失败面

The Breakthrough Program for
Conquering Anxiety, Depression,
Obsessiveness, Lack of Focus, Anger,
and Memory Problems

Change
Your Brain,
Change Your
Life

暴力、自杀、跟踪狂
善待大脑，拒绝恐怖行为

暴力的大脑

暴力是一种很复杂的人类行为。长期以来，人们一直热衷于争论暴力行为究竟是心理因素、社会因素还是生理因素造成的。当前的研究表明，暴力行为是以上三种因素综合作用的结果。

由于对暴力行为的评估缺乏特定的生理学研究，临床医生们主要依靠家族病史（基因方面的因素）、头部创伤史、癫痫或者物质滥用史来评估患者是否存在生理学方面的原因。暴力行为之所以没有明确的生理学诊断工具，原因之一是对造成暴力行为的生理因素研究结果的多样性和多变性。学术界得到了很多非特定的，甚至彼此矛盾的脑电图检查结果。还有各种各样的神经递质异常的结果，包括去甲肾上腺素、多巴胺、5-羟色胺、乙酰胆碱、γ-氨基丁酸（简称GABA）等。此外，研究者还揭示了各种神经解剖结构和暴力行为之间的关系，包括边缘系统、颞叶、额叶等脑区的病变以及前额叶活动的异常。

脑成像技术为研究暴力的大脑提供了一个窗口，它帮助研究者把各种生理学研究结果综合起来。我研究过上百个表现出暴力或者攻击行为的儿童、青少年和成年人，并且把他们的脑成像结果和没有暴力行为的人进行了对比。结果表明，有暴力行为的大脑活动模式和无暴力行为的大脑具有明显的不同，最显著的区别有三个方面：暴力的大脑前额叶活动水平下降，扣带回活动水平增加，左侧颞叶活动水平增加或者下降。其他区别还包括暴力的大脑左侧基底神经节和左侧边缘系统存在局部活动水平的增加。

这些研究结果勾勒出了暴力或者攻击行为患者的大脑概况：

- 前额叶活动水平下降（思维障碍）。
- 扣带回活动水平增加（对某些想法容易钻牛角尖）。
- 左侧颞叶局部活动水平增加或者下降（急性子）。
- 基底神经节和边缘系统有局部活动水平的增加（焦虑和情绪化）。

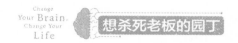

想杀死老板的园丁

    鲍尔是一名 28 岁的园丁，他来我的诊所咨询工作上的问题。他对他的老板感到越来越愤怒。鲍尔说，老板因为他是西班牙人而歧视他。他经常闪过要杀死老板的念头，只有想到自己的妻子和小女儿，他才能阻止这样的冲动。鲍尔的确需要这份工作来养活家人。因此，他不能把对老板的怒火释放出来。

    鲍尔说，他从童年开始就常常突然发怒。他曾经想象着自己某一天会站在一座高塔上面，拿着机关枪对底下的人疯狂扫射。他说自己的脾气特别急躁，尤其是在开车的时候。7 岁那年，他骑着自行车全速冲向一座砖墙，并且有几分钟失去了意识。

鲍尔没有表现出精神病性的症状，也没有明显的抑郁情绪，虽然他抱怨自己偶尔会感到茫然，毫无理由地感到恐惧，或者出现识新如旧的感觉。由于他的脑电检查结果处于正常的范围内，所以我用脑扫描来评估他是否存在潜在的大脑异常情况。

鲍尔的脑扫描结果非常不正常。结果表明，当他试图集中注意力时，原本在静息状态下前额叶活动水平会发生异常（冲动的问题）。此外，他的左侧颞叶深部的活动水平（急性子）和扣带回的活动水平（钻牛角尖）都有一定程度的增强（见图 7-1）。

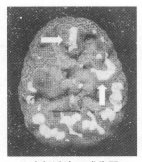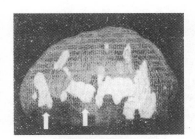

底部活动3D成像图　　　　　　　侧面活动3D成像图
注意左侧颞叶和扣带回出现了明显的活动水平增加（箭头所示）

图7-1　鲍尔受攻击行为影响的大脑

根据脑扫描得到的临床成像图和信息，鲍尔开始接受抗癫痫药物卡马西平的治疗，在几周之后又增加了百忧解。大约 6 个星期后，他的症状得到了缓解，内心也变得更加平静。他发怒的次数也明显减少了，后来，他重新开始了一份新的工作。

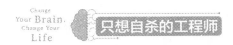 **只想自杀的工程师**

史蒂芬是一名 39 岁的广播站工程师，他因为试图自杀被送进医院。他最近刚刚和结婚 8 年的妻子离婚。史蒂芬曾对妻子施暴，并因此坐过牢。史蒂芬抱怨说自己脾气暴躁。他总是在马路上冲着其他司机大喊大叫，并且很容易在工作中感到焦躁不安。入院的时候，他情绪很低落，常常痛哭

流涕，还有睡眠障碍和注意力涣散等问题。他说他经常有短暂的茫然感，会因很小的事情就勃然大怒，有时候还会在眼角看到阴影。

虽然史蒂芬的脑电图检查扫描结果在正常范围之内，但是他的脑扫描结果却表明，他左侧颞叶深部的神经活动的程度存在增强，扣带回的活动水平也有明显的增加（见图 7-2）。

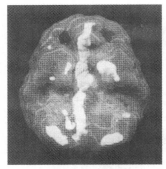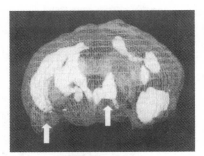

底部活动3D成像图　　　　　　　　　　　　　　侧面活动3D成像图

注意左侧颞叶和扣常回出现了明显的活动水平增加（箭头所示）

图7-2　史蒂芬受暴力行为影响的大脑

我决定让史蒂芬服用抗癫痫药物，同时配合服用抗抑郁药物。他开始服用达到治疗剂量的卡马西平和百忧解。虽然他仍然对婚姻关系的破裂感到悲伤，但是他开始变得更加冷静并更有自控力，想自杀的念头也减轻了。他说，真希望能早点儿知道自己颞叶功能的异常。那样的话，或许他和前妻就不会离婚了。

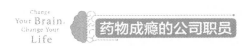

药物成瘾的公司职员

马克是一名 34 岁的公司职员，他在参加一个药物治疗小组的过程中，因为出现某些精神病性的念头而提前退出了。在这之后，他的心理治疗师推荐他来我这里寻求帮助。马克是自愿参加药物治疗的，他希望戒掉自己长达 10 年的安非他明成瘾。乍一看，马克似乎有由安非他明成瘾而引起的精神病性症状，但是在停用所有药物 4 个月之后，他的妄想和攻击行为反而增加了。有 3 次，他非常愤怒地离开我的办公室，口中不停地咒骂我。他开始出现危险的苗头，表达出杀人和自杀的念头，以及一些激进夸张的观点。他已经出现过几次类似的发作期。马克拒绝接受药物治疗，他怀疑我试图控制他或者毒害他。通过家人的无数次鼓励，他终于同意接受脑扫描。

马克第一次接受脑扫描的时候，他扯掉了胳膊上的输液管，然后跑出了诊室。一个小时后，他打电话给我并且咒骂我，说我要害他。我给他母亲打了电话，请她帮助他平静下来，并且在整个扫描过程中一直陪着他。马克的脑扫描结果表明他左侧颞叶的活动水平明显下降（见图 7-3）。

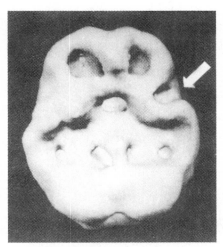

注意神经活动水平下降，尤其是在左侧颞叶
（箭头所示）

图7-3 马克受攻击行为影响的大脑底部3D图

根据临床诊断和脑扫描得到的信息，我给马克开出了达到治疗剂量的抗癫痫药物卡马西平。10 天之后，他变得平静多了，妄想症状也明显减少。一个月之后，他恢复了正常的社交功能并回到工作岗位。在得知自己颞叶功能异常的情况之后，马克的心理负担大为减轻，他感到这个情况能够解释自己过去的很多问题。所以，他很配合地继续坚持服药。

问题多多的少年

彼得是一名 12 岁的男孩子，曾经出现叛逆行为、情绪爆发、过度活跃、注意广度变窄、冲动行为、学习障碍、说谎以及攻击行为等一系列问题。在 6 岁那年，彼得因为过度活跃而服用过利他林，但这种药物让他变得更加暴力，因此不得不停用。8 岁的时候他因为攻击行为被送进了精神病院，继而他被诊断为抑郁症，并且开始接受抗抑郁的治疗，然而收效甚微。在 12 岁之前，纳帕谷的一位精神科医生为他进行了好几年的心理治疗，他的父母也参与了相关的治疗。

精神科医生经常责备母亲是"彼得产生问题的最大原因"。医生告诉她，如果她愿意接受心理治疗并处理自己童年时期的一些问题，彼得的症状就会缓解很多。彼得的行为愈演愈烈，最后已经到了在家里攻击父母甚至行为失控的地步。某一天，在用刀子扎伤了同班同学之后，他再一次被送进了精神病院。

我在彼得所在的医院负责处理周末突发事件。为了和孩子们建立良好的关系，有时候我会和他们一起踢足球，彼得是球队中的一员。每一次比赛，他都试图作弊。当我们处于防守一方的时候，他会把球往回踢几米，然后转过来看着我，似乎想激怒我，我不理他，但是我觉得有必要通过脑扫描来了解彼得对于混乱的需求。

彼得的脑扫描结果果然不正常，其左侧颞叶的活动水平明显下降，此外，当他试图集中注意力时，他的前额叶几乎停止了活动。根据检查结果，彼得开始服用适量的卡马西平。三周之后，他几乎变成了另外一个孩子。在周末时，他可以出院了，而我正好又来医院处理临时突发事件。我再一次把病区里的孩子们召集到一起踢足球，彼得还是在我的球队里。在这一场比赛中，他都会跟我商量下一步要做什么、怎么做。彼得已经掌握了良好的社交行为技能。

彼得出院后，虽然情绪稳定多了，但他仍然有注意力缺陷障碍，难以集中注意力，因而在学校的成绩也不好。我知道他的前额叶活动处于抑制状态，所以在给他开卡马西平的基础上又给他开了匹莫林，这种药物能帮他在学校表现得更好。在他出院 8 年之后，彼得变成了一个成熟稳重的年轻人，在家里和学校的表现都非常出色。当彼得 16 岁的时候，我在他的学校给所有老师做讲座。当彼得看到我的时候，他兴奋地跑过来给了我一个大大的拥抱！

暴力行为档案

对有攻击倾向的患者来说，他们的脑扫描结果异常涉及好几个特定的脑区，尤其是在左半球。当把这些结果综合起来的时候，我们会发现产生攻击行为是一个非常复杂的过程，受到好几个不同脑区的作用。

前额叶活动水平下降常常发生在那些患有认知障碍的患者身上，比如精神分裂症患者或者重度抑郁症患者。前额叶负责调控注意力、冲动行为和判断性思维。具有攻击倾向的人们常常对环境做出错误的理解，并且会以一种冲动的方式做出反应。

扣带回活动水平增加常常发生在那些爱钻牛角尖的患者身上，他们总是执着于某些特定的想法和行为。具有暴力倾向的人也常常执着于真实的或者虚幻的某些不公平事件，这些想法反复在脑中盘旋。比如，在一些案例中，男性常常会在开车的时候突然发怒。他们说，如果有人抢了他们的车道，他们就会反复想这件事，直到他们把想法付诸行动，比如按喇叭、打手势，甚至是去追赶另一个司机。他们这样做就是为了把那些想法从头脑中抹掉。研究表明，能够提升大脑中 5 - 羟色胺水平的药物（比如百忧解和安拿芬尼）可以让扣带回的活动恢复正常。

基底神经节活动水平的增加常常发生在那些患焦虑症或者恐惧症的患者身

上。有暴力倾向的人常常说自己存在一种基础性的紧张或者焦虑，很多临床医生都观察到，这些患者在怒火爆发之前焦虑水平都会不断升高。

边缘系统的异常和暴力倾向也有联系。一些研究者相信，有暴力倾向的人可能有边缘系统上的癫痫症状。很多研究都发现，当杏仁核[①]受到刺激时，人就会变得不安和有攻击性。边缘系统是大脑中负责情绪的区域，这个脑区的异常可能和明显的情绪化有关。

攻击行为和颞叶异常之间的联系也在很多研究中被发现。这或许是我们研究工作中最令人惊讶的发现。5-羟色胺、卡马西平、双丙戊酸钠缓释片等药物能够有效降低这部分脑区的异常活动水平。

在我对脑成像研究的经验中，左脑的异常通常发生在那些容易生气和有暴力倾向的患者身上；右脑的异常通常和那些退缩、社交敏感以及恐惧的患者联系在一起，而这类患者往往不具暴力倾向。

有的时候，当我想到那些生活在教养所、精神病院、少管所的儿童和青少年们，想到那些因为家庭无法忍受他们而离家出走的孩子们时，我常常很想哭。我知道，很多孩子都患有大脑方面的疾病，却没有机会得到合适的诊断。也许，他们在当地的某个咨询师或者医生那里看过病，对方看到孩子的不正常行为后告诉家长，这个孩子只要自己想变好就能表现良好。在这个"开明"的社会中，这样的态度非常普遍。但事实上，再多的努力也不可能改变孩子的行为。

下面这个案例向我们展示了大脑的问题会如何影响家庭。

☀ 家暴

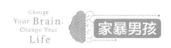

当警察来菲利普的学校找他谈话时，年仅9岁的菲利普很害怕。他的

[①] 颞叶深处的一个核团，常被认为是边缘系统的一部分。

老师注意到他胳膊和大腿上有瘀伤，于是给儿童保护服务机构打了电话。菲利普不知道自己是否应该将事实说出来：他的父亲丹尼斯打了他，也许他应该说是自己从楼梯上滚下来的。菲利普不想给自己的父亲惹麻烦，而且他觉得自己也必须为挨打负一定的责任。毕竟，他的父亲已经十几次让他清理自己的房间，但不知道为什么他就是没有按照父亲的要求去做。菲利普和父亲经常吵架，但外人并没有注意到这一点。最终，菲利普决定说出真相，并希望这能对他的家庭有所帮助。

法院给菲利普的家庭安排了心理咨询师并且要求他的父亲到医院做一个关于精神病的评估诊断。他的父亲在很多场合都出现了冲动和脾气失控的情况。6年前的一次车祸中，他的头部受到了创伤，在那之后他就出现了暴力倾向。据他妻子说，当菲利普刚出生的时候，丹尼斯对他充满了爱、耐心和关怀。但在车祸之后，他变得与人疏离，而且常常发怒。

在接受心理治疗的时候，菲利普表现得焦躁不安、过分活跃、冲动和挑衅。他常常忽略父母让他停止那些恼人行为的要求。我很快发现，菲利普和他父亲之间的互动模式正是他们问题的所在，单纯的心理咨询并不能起到作用。我相信，在这种充满虐待的互动模式中存在着生理或者病理上的大脑问题。为了进一步理解这个家庭问题生理层面上的原因，我对菲利普和他父亲进行了大脑扫描。

两个人的扫描结果都是异常的。父亲表现出明显的左侧颞叶局部活动水平增加，这很可能是上一次车祸造成的；而菲利普的结果则表明当他试图集中注意力时，大脑前半部分活动水平反而会下降。这种结果常常会在患有注意力缺陷障碍、冲动和活跃过度的儿童身上出现。

在了解了病史、观察了家庭的互动模式、查看了脑扫描结果之后，我清楚地了解到菲利普和父亲的问题在一定程度上是生理层面的。我给他们两个人都开了药物处方。父亲开始服用抗癫痫药物来平复他左侧颞叶的活动，而菲利普则接受精神兴奋剂来提升大脑前半部分的活动水平。

一旦潜在的生理层面的问题得到了治疗，整个家庭就能从心理治疗中真正受益，同时他们也能面对并处理那些因虐待而带来的创伤。在心理治疗过程中，菲利普变得冷静多了，也更加投入了，而他父亲也学会了如何以建设性的方式与菲利普相处。

虐待儿童的事件永远都是令人惋惜的悲剧。而当潜在的大脑问题对虐待行为的影响被忽略时，这场悲剧就有可能变得更加复杂而长久。

☀ 自杀

在美国，自杀是导致死亡的第八大原因。当一个人觉得自己没有其他选择时，就会尝试自杀。自杀毁灭了一个又一个家庭，常常让那些活着的父母、配偶和孩子感到被抛弃、内疚和抑郁。

脑研究对于理解自杀行为非常有帮助。我曾经扫描了几百个尝试自杀者的大脑。他们常常表现出与之前描述过的暴力行为者一致的大脑活动模式。大部分患者的扣带回活动水平增加（容易对自动的消极想法有钻牛角尖的倾向）；颞叶，尤其是左侧颞叶活动水平增加或者减少（急性子和易怒）；在集中注意力的任务中前额叶活动水平下降（冲动性和判断力差）。

大部分自杀的想法并不会持续很长时间。但是，当身边的人执着于某个消极的想法并且性子很急、很冲动的时候，你就该小心了！下面是一些病例。

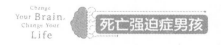

死亡强迫症男孩

丹尼8岁的时候，他母亲就把他带到了我的诊所，因为他已经两次试图自杀了。有一次，他在高速公路上试图跳出正在行驶的汽车，还有一次他把绳子绕在脖子上并将另一头系到了衣橱的挂杆上。两次都是他母亲阻止了他。她认为丹尼有死亡强迫症。丹尼常常抱怨自己憎恨生活，觉得还

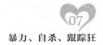

是死了痛快。在丹尼 3 岁的时候，他从一辆以 48 公里时速行驶的汽车上摔了下来，头部受到创伤，短暂性地失去了知觉。在接下来的一年中，他从一个快乐的、喜欢开玩笑的孩子变成了一个脾气坏、消极和不开心的孩子，经常会突然大发脾气。当父母抱怨丹尼偶尔会有空虚感时，一位神经科学家对他进行了脑电图检查，但是脑电图检查的结果完全正常。我对丹尼进行了脑扫描，我想知道为什么这么小的孩子会自杀（这在 10 岁以下的孩子中非常罕见）。

丹尼的脑扫描结果表明他的颞叶深部和扣带回活动水平明显增加，在集中注意力的任务中前额叶活动水平出现下降。难怪丹尼会出现那么多问题。传统的游戏治疗或者心理治疗法对抑郁或者有自杀倾向的儿童来说是首选方案。但是考虑到这个病例的严重程度，我给丹尼开了双丙戊酸钠缓释片来稳定其颞叶的异常活动。3 周之后，我又增加了左洛复来帮助他应对强迫性思维。6 周之后，丹尼的脾气得到了控制，自杀念头也消失了，也能够以更加积极的方式跟家人交流。丹尼还坚持每周两次的心理治疗，一直持续了好几个月。3 年以后，丹尼仍然坚持服用小剂量的药物，他不再有自杀的念头了。

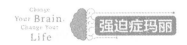

16 岁的玛丽因为反复尝试自杀而被送进医院。这是她第 15 次住进精神病院，因此她被转到了一个长期住院治疗的机构。玛丽有强迫思维方面的问题，她的强迫观念是关于一些不正常的性行为，她每天还要洗 8~10次澡，一天要换无数次衣服。母亲洗衣服的速度几乎跟不上她换衣服的速度。有一天玛丽被送进了医院，因为她用玻璃碎片割腕。在玛丽的家族里，她的一个伯伯拥有各种各样用于攻击的钳子，而她的爷爷是一个酒鬼。

玛丽的脑扫描结果表明，她扣带回活动水平显著增加，同时还存在左侧基底神经节和左侧边缘系统活动水平的增加。这种活动水平增加还蔓延到了左侧颞叶的深部。难怪她那么痛苦！她之前尝试过服用百忧解，但这种药物让她变得更具攻击性。考虑到她的症状和脑扫描结果，我给她开了双丙戊酸钠缓释片和安拿芬尼。在接下来的几个月中，玛丽放松多了，她能聊自己的强迫观念了，自杀想法也减轻了，也可以回家住了。8个月后，我又对她进行了一次脑扫描，结果发现，之前过度激活的80%的区域的活动水平都出现了下降。在接下来的几年中，她坚持治疗并且不再有自杀行为。

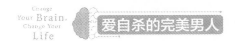

爱自杀的完美男人

　　兰德来我这里看病之前，曾经两次因为严重的自杀行为而被送进医院。他是一家电脑软件公司的CEO，有一个美丽的妻子和3个孩子，还有一份成功的事业。从表面看来他是一个拥有一切的完美男人。但是，他的内心却是痛苦而扭曲的。他常常在家里因为琐事而大发脾气。他饮酒过度，并且只要有男人接近妻子就会产生强迫性嫉妒。当来我这里看病的时候，他开始反复出现自杀念头。兰德的父亲在他17岁那年自杀（自杀是一种有榜样性的行为），他的父亲被诊断为躁狂抑郁症。兰德的一位叔叔酒精成瘾，他的一位姨妈因抑郁症而被医院收治，还有一个外甥因为注意力缺陷障碍而正在服用利他林。

　　在详细的问诊过程中，兰德诉说自己即便在不喝酒的时候也常常感到天昏地暗。他还说自己经常看到一些阴影和空白。为了更好地了解兰德的大脑活动模式，我对他进行了脑扫描。

扫描结果表明他的左侧颞叶活动水平异常，扣带回活动水平增加，当他集中注意力时前额叶活动水平会下降。这些结果和兰德所表现出的急性子、强迫思维以及冲动行为完全吻合。这些症状组合在一起时通常会导致攻击行为，指

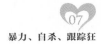

向自己或指向他人。通过卡马西平和百忧解的治疗，兰德的病情有了明显的好转。

☀ 跟踪狂

在我的临床经验中，曾经接诊过 4 位因跟踪而被拘捕的患者。这 4 个患者都有暴力行为者的大脑活动模式：左侧颞叶的问题，扣带回活动水平显著增加，在执行集中注意力的任务时前额叶活动水平下降。这些人会执着于某个消极的想法，比如"我必须得到她"，无法摆脱。在 4 个案例中，其中 3 位患者通过药物治疗得到了改善，另一位患者被关进了监狱。谢里尔就是被成功治愈的患者中的一位。

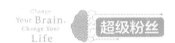

28 岁的谢里尔在看了一次电视采访之后，迷恋上了某支职业棒球队的一名队员。她开始关注该球队的每一场主场比赛。她每周都给那个队员写信，无法停止对他的思念。她在银行有一份职责重要的工作，晚上和周末她几乎把全部精力都投入到了迷恋当中。当写信得不到回应时，她开始试图通过电话跟他接触。当一切沟通都无效之后，她信中的语气开始由崇拜转为愤怒，继而变成一种潜在的威胁。后来，她甚至开始给那个队员寄一些带有敌意的信件，球队发现这个情况之后报了警。警察警告她不要再和那个棒球队员联系。

谢里尔的哥哥彼得当时正在我这里接受强迫症的治疗。通过百忧解和心理治疗相结合的方法，他的病情有了明显的好转。当他听说妹妹的事时，就坚持让她来我这里看病。于是，谢里尔不太情愿地走进了我的诊室。

谢里尔为她自己的行为感到恐惧。她之前从来没有接触过警察。"我就是无法把他从头脑中抹去。"她这样描述那位棒球选手。谢里尔长期被难以把某个想法从头脑中抹掉所困扰。她青春期曾经得过厌食症，成年之后，她交往过很多男朋友。她的男朋友们都抱怨她太焦虑、太容易嫉妒。作为评估诊断的一部分，我让她接受了脑扫描。

扫描结果表明，她的扣带回过度活跃，左侧颞叶活动异常，并且前额叶皮层活动水平下降。我对她进行了抗强迫的抗抑郁药物（百忧解）、抗癫痫药物以及心理咨询的联合治疗，她说自己变得更加从容了，不再拘泥于某些重复的想法了。

坑坑洞洞的中毒大脑
毒品、酒精吃掉你的大脑

中毒的大脑

罗伯特，39岁，因为注意力缺陷障碍找到了我。他具有健忘、缺乏条理、易冲动和注意广度变窄等症状。值得注意的是，上述问题在他上学期间并没有表现出来，直到他成年后才逐渐冒出来。另外，他有着长达20年的吸食海洛因的历史，并接受过多种治疗。当第一眼看到他的脑成像结果时，我的心情难以描述：这个人年龄和我相仿，但是因为吸毒的缘故，他的大脑功能模式已经和年过半百且患有痴呆症的老人差不多了（见图8-1）。

当我向罗伯特展示他的脑成像结果时，他也感到非常震惊。虽然他过去多次以不同方式戒除海洛因都没能成功，这一次他却戒毒成功了。他对我说："我想明白了，要么要海洛因，要么要我的脑子。我不会再为了毒品而出卖自己的大脑了。"

在我的各项工作中最具有教育性且最吸引人的部分，就是研究毒品和酒精对大脑的影响。当我还未成年的时候，我就认识到毒品和酒精对人的健康没什么好处。这个认识在我 16 岁的时候，有一次喝了整整 6 罐的米克劳啤酒和半瓶香槟后被大大地强化了。因为这些酒，我整整病了 3 天。在那之后，我很幸运地始终远离毒品和酒精。由于我在工作中会经常看到那些吸毒者的脑成像结果，所以我无论如何都不会去沾染大麻、海洛因、可卡因、甲基苯丙胺[①]（冰毒）、摇头丸、苯环己哌啶（天使粉）或是吸入剂，也不会喝超过两杯酒。上述这些物质都能够损伤大脑，影响大脑的神经活动模式。正如你已经了解到的，没有你的大脑，你便不再是现在的自己。

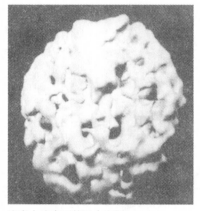 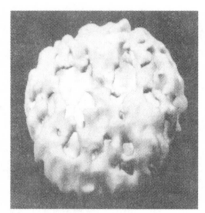

注意大脑表面的巨大空洞　　　　　　　　　注意大脑表面明显的活动水平下降
顶-底面3D图　　　　　　　　　　　　　　顶部3D图

图8-1　罗伯特受海洛因影响的大脑

相当多的科研文献都介绍了毒品和酒精对大脑造成的生理影响。研究者们最普遍的发现是，毒品和酒精成瘾者的大脑整体上（而非特定区域）都会显示出一定的中毒症状。通常来说，这些人的大脑整体活动水平下降、脑部会出现更明显的萎缩，整体的健康程度也会下降。吸毒者的大脑成像图通常会显示出"扇形效应"。对于正常的大脑活动模式来说，大脑皮层表面的激活水平应该是平滑均匀的；而在扇形效应中，大脑皮层表面的激活模式就像贝壳的表面或海

---

① 甲基苯丙胺是一种常用作精神兴奋剂的药物。这类药物一般用于治疗注意力缺陷障碍。适度剂量的使用对于患者症状的改善是有帮助的，同时不会因此导致脑损伤。但是药物滥用和成瘾者使用的剂量往往是一般医嘱用量的10～50倍，大剂量服用对身体是非常危险的，同时很容易导致药物成瘾。

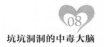

浪，一点儿也不均匀、平滑。除了吸毒者之外，我在吸入毒气的患者和缺氧患者的脑成像结果中也看到过类似的激活模式。

☀ 可卡因与冰毒

可卡因和冰毒能够迅速被基底神经节的多巴胺系统吸收，从而导致大脑产生短时间的激活反应。随着吸食时间的增长，可卡因和冰毒成瘾者的大脑两侧半球会布满伤痕。从脑成像中可以看到，这些伤痕就像大脑表面上小型中风发作的斑驳痕迹。这些损伤效果明显，而且将会长期存在。有研究者对可卡因成瘾者的大脑血流模式和认知功能进行了研究，参与这项研究的患者在实验前都至少戒毒 6 个月。然而，所有被试的脑成像结果都显示，他们在额叶和颞顶联合区等部位出现了显著的激活水平不足。在认知层面，这些患者都表现出注意力、学习能力、视觉和语义记忆、词语产出和视觉 - 运动整合等功能的缺陷。该研究结果向我们展示了长期吸食可卡因导致的大脑慢性的血流模式障碍，还展示了部分吸食者可能会表现出永久性的智力衰退。在另一项研究中，相对于控制组，快克可卡因 [①] 吸食者的大脑血流量下降了 23%，而那些吸烟同时吸食快克可卡因的患者，他们的大脑血流量相较于控制组下降了 42%。由此可见，吸烟往往会让情况变得更糟。

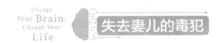

Change Your Brain, Change Your Life **失去妻儿的毒犯**

杰夫，36 岁，因为存在严重的冰毒成瘾而到我的诊所来求治。儿童保护组织已经带走了他的 3 个孩子，转交给了他的父母去抚养。同时，他很快就会丢掉自己在仓库的工作，因为他的工作效率实在太低，而且工作表现得很不稳定。杰夫的父母联系了儿童保护组织，因为他们知道了杰夫吸毒的事情，因此非常担心孩子们的安全。而杰夫的妻子早在多年前就离家出走了，从此杳无音信，她也吸毒。杰夫的父母一直建议他接受治疗，

---

① 一种高纯度可卡因。

但每次都遭到杰夫的拒绝，他不承认自己存在什么问题。当他第一次被法院强制送到我这里治疗的时候，他还坚持否认自己有问题，他觉得都是别人的问题。他说他的毒品吸食量很小，所以非常不理解为什么每个人都把这个问题看得这么严重。为了克服他对自身吸毒问题的否认，我决定对他进行一次脑成像检查。成像结果很清晰地显示出，他的大脑表面出现了严重的激活缺陷。当我向杰夫展示他的大脑图像（见图8-2）时，他的嘴巴张得大大的。他沉默了三分钟之后，我对他说："你不能再否认什么了，你必须正视你的大脑已经因为吸毒而遭受了严重的创伤。你要是再接着吸毒，就是一条不归路了。脑子会被毁得无法思考，无法做出判断。"

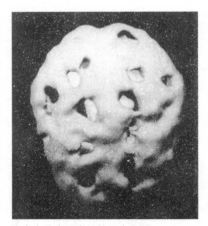

注意大脑表面多处的巨大空洞

图8-2　杰夫被冰毒伤害的大脑顶-底面3D图

回顾杰夫的病史可以发现，他吸毒成瘾的背后，其实潜藏着注意力缺陷障碍。当杰夫还是一个孩子的时候，他就表现得过度活跃，不爱休息，同时有着冲动控制和注意广度方面的问题。虽然他的智商很高，但也仅仅完成了高中学业。他在儿童期曾经服用过一段时间的利他林，但是他的父母觉得整天给孩子吃药不太好，后来便停止了药物治疗。当杰夫成年并开始吸食冰毒之后，他觉得冰毒可以帮助他集中注意力，并让他能够更好地工作。杰夫使用的药物类型是没有错的，他应该选择精神兴奋剂类药物进行治疗。问题在于，他并不知道应该如何用这些药物来治疗自己的问题。他给自己选定的用量是每天 500 毫克，而这是合理用量的 10~20 倍。而且他很可能服用的不是什么正规药物，而是不知道哪个毒贩子在自家的车库里制造出来的，说不定还掺了其他毒品在里面。我很清楚，如果想帮助杰夫真正地解决问题，除了帮他戒毒之外，还必须解决吸毒背后的神经生理问题。我对他说："还是让我给你开药吧，在这方面我比你懂得多，而且我开的药不会对你造成什么伤害。"我给他开出的处方是小剂量的阿德拉。这种药物含安非他明类成分，可以做到在体内缓释吸收，同时该药物在合理用量下成瘾的可能性较小。我以每周一次的频率对杰夫进行治疗，同时让他参加了一项 12 步戒毒项目。大约经过了一年的戒毒和治疗之后，他终于可以带孩子们回家了。

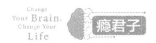

马克，24 岁，他的情况和杰夫很不一样。马克有两年的吸食可卡因的历史，他觉得自己吸毒吸够了，想戒掉，因此找到我。他对我说："当我最开始吸食可卡因的时候，我觉得自己在人群中的感觉很好。我原本是一个很害羞的人，在其他人面前会感觉很不舒服。而当开始接触可卡因的时候，我觉得自己变得自信多了，也能从容地面对他人，不觉得紧张焦虑。然而，随着我不停地吸毒，我对可卡因的需求越来越大，几乎难以停止。我现在很想戒掉它。"马克差不多把自己全部的工资都用在买毒品上了，他的父母为他虽然有一份全职工作却几乎攒不下什么钱而苦恼。我对马克进行了脑扫描。脑成像结果显示，他的两侧基底神经节存在过度激活（这和他的高焦虑水平有对应关系），大脑顶部呈现出很多激活的空洞，这表明很多部位存在着大脑激活水平的下降。马克看到成像结果的时候心情糟透了，他说的第一句话就是："如果能够戒毒的话，我的脑子会不会变得好一点儿？"我告诉他这是很有可能的，但是我不能保证。现在能够确定的只有一件事：如果他继续吸食可卡因，一切肯定会变得更糟（见图 8-3）。

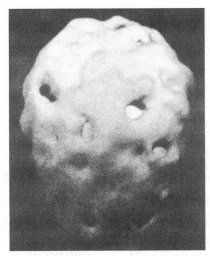

注意大脑表面多处的巨大空洞

图8-3　马克被可卡因伤害的大脑顶-底面3D图

患者们总是喜欢问我，如果他们停止吸毒的话情况会变得怎么样。而我的回答则是，视具体情况而定。需要考虑的因素包括吸食的是哪种毒品，吸毒史有多长，吸食的毒品中是否含有其他有毒成分以及患者自身大脑的敏感性等。一些人的大脑对毒品非常敏感，他们的脑损伤会在吸毒后很短的时间内出现；而另一些人的大脑对毒品的抵抗力会强一些，他们即便吸食了较长时间的毒品，大脑也不会出现严重的问题。因此，这个问题还是要根据患者的具体体质而定。不过，又有谁能在事前把这些都预见到呢？如果我信誓旦旦地做出保证，那将是非常愚蠢的冒险。

我让马克参加了戒毒的治疗，同时对他进行个体心理咨询。我指导他如何在社会环境中利用生物反馈训练和消除自动的消极想法让自己冷静下来。过了一段时间之后，马克告诉我，他觉得自己的大脑有更大的力量抵制可卡因了。他说："你一直都告诉我，可卡因对我会造成损伤，但是它真的让我感觉很好。如果不是看到了大脑成像结果上的那些洞，我想我是不会被说服的。"根据我的经验，让患者自己去看他们被毒品损伤的脑成像结果是一种非常有效的方法，可以帮他们正视自身问题，也可以有效地让他们积极地接受戒毒治疗。

☀ 酒精

酒精成瘾同样会导致大脑血流模式的异常。少量的酒精摄入可以激活大脑，然而大量的酒精摄入会诱发大脑的血管收缩，并在整体上降低大脑的活动水平。

慢性酒精中毒。慢性酒精中毒会导致大脑血流量和新陈代谢水平的下降，尤其是对大脑额叶和颞叶的影响较大。有一个研究，研究者对 17 名正常志愿者和 50 名酒精成瘾者进行了脑扫描，这些被试除了酗酒之外，没有其他任何生理或心理上的疾病。脑成像结果显示，34 名酒精成瘾者大脑活动异常，而 17 名正常志愿者中仅有 2 人出现了异常。测试中发现的异常主要是大脑皮层整体血流量的下降。这项研究还提出了对于酒精成瘾存在遗传易感性的怀疑，因为研究发现脑成像结果异常的患者往往其家庭成员中也有酗酒者。

柯萨科夫综合征。慢性酒精成瘾还会降低体内硫胺素[①]的水平，使酗酒者增加罹患柯萨科夫综合征的风险。柯萨科夫综合征是一种失忆症，它会使患者难以构建新的记忆，从而有可能导致虚构症[②]，而且即便患者在患病前能完成非常复杂的学习任务，但是在患病之后，即使非常简单的学习任务他们也难以完成。一项研究对比了患有柯萨科夫综合征和未患有该病症的酗酒者，结果发现两类酗酒者均出现了大脑激活水平的下降，但是患有柯萨科夫综合征的患者组情况明显更为严重，激活水平下降得更多。这项研究还告诉我们，慢性的酒精滥用在尚未导致维生素 B_1 水平下降的情况下，会降低大脑的血流水平，同时对大脑产生直接的毒性作用。如果同时出现了维生素 B_1 水平的下降，那简直就是火上浇油、雪上加霜，必然会导致更加严重的问题。

"但是，亚蒙博士，"你可能会问，"为什么还有很多研究结果声称少量饮酒有利于心脏健康呢？"确实是这样的，少量饮酒对你的心脏，甚至你的大脑，都会很有好处。每天少量饮酒的人相对于完全不饮酒的人来说，心理健康状况可能更好。但是要注意，这里的关键词是"少量"。如果你喝的不只是"少量"，那么时间一长，各种因为酒精滥用而导致的问题就会出现了，而你的脑成像结

---

① 即维生素B_1，一种与认知功能相关的重要物质。

② 虚构症，因为无法记忆新的事物，而靠编造的谎言来填补记忆空白。

果看上去也会是枯萎干涸的。如果你觉得自己每天喝上一两口之后很难停下来，那么我建议你还是一点儿都别喝的好。

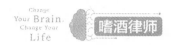

　　卡尔是一名 46 岁的律师，因为他的妻子威胁说如果他再不戒酒就要和他离婚，所以他到我的诊所来寻求治疗。他有着长达 25 年的饮酒史，而近 10 年来变得格外严重。尽管他的酗酒问题直到最近才开始影响工作，但是酗酒对于其家庭的不良影响则从很多年前就开始了。他的孩子从不把朋友带到家里来，因为他们不知道父亲什么时候会烂醉如泥。卡尔的家人一直都很担心他，而他也经常因为饮酒的事情和妻子吵架。他患高血压已经有三四年了，现在他的医生也找不到合适的药物来帮他控制血压。正如很多物质滥用者一样，"否认"是卡尔的问题之一，即便在他和全家人对质的时候也是一样。在开始进行脑扫描之前，他还说："要是我的大脑也变成那种满是空洞的样子，那就别告诉我，我不想知道。"而我心里却想："你最好还是知道的比较好，否则你的脑子就要被毁得让你都没法考虑自己想不想知道了。"

　　结果正如我所接触的很多酒精滥用者一样，卡尔的成像结果显示出一个枯萎的大脑，看上去远比它的实际年龄要老得多（见图 8-4）。当卡尔看到自己的大脑成像结果时，他痛哭流涕。此时，坐在他旁边的妻子把手搭在了他的肩上。我静默片刻之后说道："卡尔，你现在可以选择了。你可以看着你的脑成像结果，然后想'去他的，我的脑子已经成这个样子了，我就破罐破摔继续喝吧'，你也可以这样对自己说'感谢上帝让我现在知道了这些。感谢上帝，我的妻子带我来进行治疗。如果我现在远离酒精的话，我的大脑还是有机会痊愈的'。很明显，对你的大脑来说，酒精就是毒药。"卡尔已经不需要其他任何的说服教育了。他很坚定地决定戒酒，参加了 12 步戒酒项目，同时开始重建自己的家庭，改善和妻子、孩子的关系。

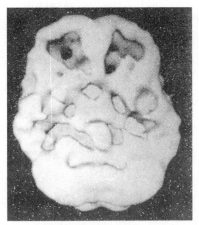

注意大脑表面的萎缩（尤其是前额叶和颞叶）

图8-4　卡尔被酒精伤害的大脑底部3D图

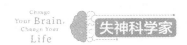

失神科学家

鲍勃曾经是一名才华横溢的遗传学家，但是最近他却发现自己整日都很疲惫，难以集中注意力，工作成绩也大受影响。为了解决自己的问题，他来寻求治疗。接诊他的心理医生很快就把他转诊给了我。鲍勃在过去的5年中有着非常严重的酗酒问题，他还靠吸食可卡因和冰毒来维持精力。心理医生告诉他，如果他不能把酒精和毒品戒掉，那么心理医生也帮不上什么忙。尽管有着物质滥用的问题，但鲍勃还算是个非常聪明的人，只是他始终想不明白为什么酒精和毒品会是自身问题的关键。"没有了这些东西怎么行呢？当我试图戒掉它们的时候，那感觉真是糟透了。我觉得自己变得焦躁不安，还很抑郁。"我怀疑鲍勃是通过酒精和毒品来对自己大脑潜在的某些问题进行治疗和掩盖。因此，我劝说他坚持两周不要饮酒和吸毒（我给了他某些药物可以帮他暂时摆脱酒瘾），然后对他进行了脑成像检查。

成像结果清晰地显示出他有典型的被酒精损伤的大脑，包括皮层上的激活空洞以及大脑整体萎缩的外观。此外，在禁酒和禁毒两周之后，从成像结果上可以清楚地看到他的基底神经节和右侧颞叶存在明显的过度激活。我推测这才是他酗酒的真正原因，他通过酒精来降低自己基底神经节和颞叶的过度激活程度，同时通过吸食可卡因和冰毒来与酒精过度的影响相制衡。我向鲍勃展示了他的脑成像结果。但是他却显得无动于衷，这让我着实感到很奇怪。他说道："我非要戒酒不可么？然后我需要做些什么，该怎么办呢？"在治疗过程中，我使劲地向他强调彻底戒酒和戒毒的重要性，否则他的情况只会变得更糟。我还告诉他，我会给他开一些药，用以降低大脑中过度激活区域的激活程度，通过这些药物，他或许很快就会重新感觉良好的。

由于担心鲍勃并没有真正意识到自己情况的严重性，我还给他的心理治疗师打了个电话，和她也讲了一遍戒酒和戒毒对鲍勃大脑问题的重要性。她也反复地和鲍勃强调这些问题。大约过了一年后，他的情况奇迹般地大为改观。后来，他还介绍了很多其他人来到我这里接受治疗。我对鲍勃进行了一次复诊的脑成像检查，来看一看他的恢复情况如何。正如他的主诉一般，成像结果显示他的大脑有了奇迹般的恢复（见图8-5）。

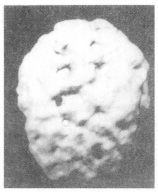 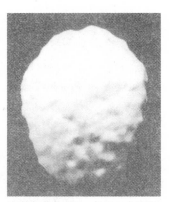

注意在物质滥用的过程中大脑表　　　　　注意在戒毒戒酒一年后，大脑明
面的多处空洞和整体萎缩　　　　　　　　显好转
　　　　顶-底面3D图　　　　　　　　　　　　　顶-底面3D图

图8-5　鲍勃被酒精、可卡因、冰毒伤害的大脑

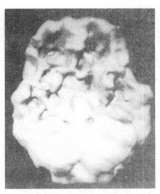

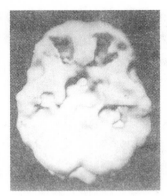

注意在物质滥用的过程中大脑表
面的多处空洞和整体萎缩

底部3D图

注意在戒毒戒酒一年后，大脑明
显好转

底部3D图

图8-5　鲍勃被酒精、可卡因、冰毒伤害的大脑（续）

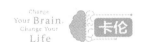

卡伦，48 岁，她和自己的酗酒问题已经整整斗争 20 年了。她经历过
3 次婚姻、5 次戒酒治疗项目以及无数种药物治疗。她抱怨自己经常感到
疲劳、抑郁和愤怒。如果不喝酒，她就浑身难受。此外，她还在冲动控制
上有着相当严重的问题。每当医生给她开一种新药的时候，最多只能开两
三天的剂量，否则不管这种药是治什么的，她都会在几天之内把一个月的
剂量全吃下去。遗憾的是，从来没有医生对她的大脑进行过检查，也没人
研究为什么这么多治疗都对她起不到什么效果。卡伦的医生某一次听过我
的讲座之后，把她介绍到我的诊所，请我对她进行一次脑成像检查。

成像结果显示出卡伦因酒精滥用导致大脑整体激活水平下降，另外，她的
前额叶存在明显的激活程度不足。她大脑中用以执行冲动控制的组织损坏了。
她的母亲回忆起来卡伦的头部曾经在她 7 岁的时候被马踢过，并且丧失意识长
达十几分钟。在考虑到这段病史的情况下，我建议她的医生给卡伦一些小剂量

的缓释兴奋剂药物，以帮助她恢复冲动控制方面的功能。缓释兴奋剂药物，比如缓释利他林，可以缓慢地作用于神经系统，药物浓度不会过高的，因此一般不会导致药物滥用和成瘾。我还让卡伦把她的脑成像结果大幅面打印出来挂在自家墙上，这对于提醒她戒酒很有帮助（见图8-6）。

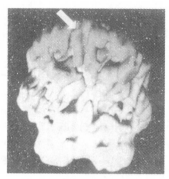

底部3D图　　　　　　　　　　　　顶-底面3D图

注意大脑的整体萎缩（扇形贝壳状）以及前额叶活动水平的显著下降（箭头所示）

图8-6　卡伦被酒精伤害和受过头部外伤的大脑

🔆 鸦片类制剂

　　鸦片制剂的滥用和成瘾同样会导致严重的大脑血流异常。一些非常严重的脑损伤就是由于吸食海洛因造成的。根据我的经验，海洛因和其他类型的鸦片类制剂（比如美沙酮、可待因、杜冷丁、氢吗啡酮、羟可酮和二氢可待因酮等）基本上都会造成大脑整体激活水平的下降。这类药物还非常容易导致成瘾，进而侵占并夺去你的大脑和生活。我经常使用"融化的大脑"来形容鸦片类制剂吸食者的脑成像结果，使用美沙酮的患者也会出现同样严重的问题。目前对海洛因成瘾患者往往采用美沙酮进行治疗，以减轻其对海洛因的成瘾，并减少可能出现的犯罪行为（因为美沙酮可以通过合法渠道获得，所以不会有人通过犯罪去获取美沙酮），同时还能减少吸毒者因为采用不洁注射器而导致的交叉感染。不过，我仍然认为应该采用更好的办法来替代美沙酮进行治疗。美沙酮对于减轻毒品对大脑的损伤毫无用处，药物带来的脑损伤仍然会持续加重，这对于患者的恢复是没有任何帮助的。

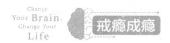

戒瘾成瘾

　　道格，40 岁，经由旧金山戒毒治疗中心的一名医生介绍来我的诊所治疗。道格因海洛因成瘾而进行美沙酮治疗长达 7 年之久。然而，虽然坚持治疗，他的情况还是在不断地走下坡路。他的医生很疑惑过去 7 年的美沙酮治疗对道格的大脑到底产生了什么样的影响。道格的医生希望他能够摆脱美沙酮，但是道格自己对于停止使用美沙酮的想法感到非常恐惧，无法接受，这家戒毒治疗中心的其他患者对停用美沙酮也充满了抵触。从道格的脑成像结果来看，他的大脑出现了非常明显的整体激活水平下降（见图 8-7 ）。当我把道格的脑成像图给他看的时候，他对美沙酮的态度瞬间就转变了。"我必须得摆脱这玩意儿，"他说，"要不然我的大脑就不剩下什么了！"于是，道格和治疗中心的其他患者决定彻底戒断鸦片类制剂，并且开始采用由耶鲁大学开发的一项新式快速戒毒技术。这项新的戒毒技术在道格身上的效果很好，道格非常庆幸自己最终摆脱了毒品。

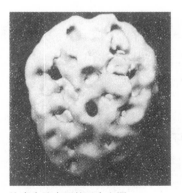

注意大脑表面的巨大空洞

图8-7　道格被海洛因和美沙酮伤害的大脑顶-底面3D图

大麻

　　大麻的吸食在美国非常普遍。根据一项统计表明，大约有 6 740 万名美国民众曾经吸食过大麻，过去一年中约有 1 920 万美国人吸食过大麻；而过去的一个月中，这个数字高达 970 万。尽管已经有很多研究表明长期或者大量吸食大麻会导致大脑在认知、情感和社会功能方面的损伤，但是仍有很多青少年和年轻人觉得大麻对身体是安全无害的。此外，很多研究者将大麻比喻成吸毒的"闸门"，因为有一份研究报告表明，高达 98% 的可卡因吸食者是从吸食大麻开始逐渐沾染上毒品的。不过，尽管已经有了上述研究结论，吸食大麻是否有害，仍然是很多民众乃至医学工作者心中的困惑。

人们对滥用大麻的现象无动于衷的态度让我很是不解。1996 年，加利福尼亚州通过了一项法令，认定将大麻作为药物使用是合法的。我觉得很多人都对这条法令产生了误解，他们以为只要投票赞成它，就可以通过吸食大麻来减轻癌症患者的痛苦并增强他们的食欲。实际上，这条法令所讲的是允许医生将大麻当成药物开入处方，来治疗焦虑、应激、心境障碍或易激惹等问题。这条法令让很多人进一步忽视了大麻可能带来的消极作用。很多青少年对我说，大麻是一种药物，而不是毒品。戒毒专家马克·高德（Mark Gold）博士曾经这样概括这一状况："随着对某种毒品所带来的危险性的认识减退，对该毒品的滥用便会增加。"

脑成像技术可以用于检查并研究吸食大麻对大脑所造成的影响。一些研究已经发现，对于无吸食大麻经验的人来说，开始吸食之后，大脑血流量会急剧下降；而对于长期吸食大麻的人来说，吸食大麻会使得他们的大脑整体激活水平下降。

根据我个人对大麻吸食者所进行的研究来看，前人的研究结果中较少提到大麻吸食者颞叶激活水平下降的情况，这很可能是由于前人研究中所使用的脑成像仪器分辨率较低导致的。我还在考虑，颞叶激活水平下降是否正是大麻吸食者容易出现的记忆和动机方面障碍的神经机制。为了研究吸食大麻对大脑的影响，我设计了一项实验，对患有注意力缺陷障碍且长期吸食大麻的患者和患有注意力缺陷障碍但并不吸食大麻的患者进行比较。我的实验设计基于以下三方面的考虑：首先，过去针对注意力缺陷障碍的脑功能成像研究中从未发现过颞叶区域的异常，因此选用患有注意力缺陷障碍的患者作为控制组可以更好地对实验参与者的颞叶健康状况进行控制，防止未知因素干扰实验结果；其次，实验组和控制组均选择患有注意力缺陷障碍的患者，可以增加结果的解释力，研究结果也可以为我们提供更多的信息；最后，大约有 52% 的注意力缺陷障碍患者存在物质滥用的问题，而其中相当一部分人吸食的是大麻，这方便研究被试的选取。

实验组的参与者包括 30 名青少年和成年大麻吸食者（他们的大麻使用史至少长达一年之久，并且每周至少吸食一次），而且均被诊断患有注意力缺陷障碍。控制组的参与者包括 10 名被诊断患有注意力缺陷障碍的被试，他们的年龄、性别均和实验组相匹配，唯一不同的就是他们从未吸食过任何毒品。根据临床病史和记录，实验组一开始吸食的就是大麻，并未吸食过其他类型的毒品；同时，这些患者不存在明显的酒精滥用问题 [1]。实验组患者最后一次吸食大麻距离参与实验进行脑成像扫描的时间间隔为 1 ~ 6 个月不等。而存在酒精滥用或其他物质滥用的患者未被选择参与本研究。实验组患者吸食大麻的频率从每天一次到每周一次不等，吸食史也从 1 ~ 22 年不等。所有参与本研究的患者在参与实验过程中均停止使用各类药物，且至少停止吸食大麻 30 天，以消除药物对本研究结果可能产生的影响（见图 8-8）。

从患注意力缺陷障碍的控制组患者的成像结果来看，10 名患者中 8 名表现出了前额叶激活水平的减退。同样，在患有注意力缺陷障碍并同时吸食大麻的实验组患者中，30 名患者中的 25 名（83%）在成像结果中显示出了前额叶激活水平的下降。整体来看，前额叶激活水平减退的问题在实验组患者身上表现得更为严重。此外，实验组患者中有 24 人出现了颞叶激活水平的减退，其中 5 名患者（21%）颞叶激活水平减退的程度为重度，7 名（29%）为中度，12 名（50%）为轻度。颞叶激活水平下降程度为重度和中度的患者均为吸食大麻较为频繁的患者（在本研究之前的一年中，大麻吸食频率超过每周 4 次），但与吸食史的长短无关。一位每天都要吸食大麻，但吸食史仅两年的青少年表现出了近乎所有研究参与者中最严重的颞叶激活不足的情况。从临床角度来看，实验组中有 4 名患者表现出了动机缺乏综合征 [2]。这 4 名患者均表现出了颞叶活动的减

[1] 在本研究中，明显的酒精滥用被定义为每周饮用超过85克烈性酒或超过6瓶啤酒。
[2] 对事物严重缺乏兴趣、动力和能量。

退，其中 3 名减退程度为重度，1 名为中度。

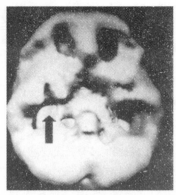

16岁女性，有两年大麻吸毒史，注意
其大脑活动水平下降，尤其是颞叶
（箭头所示）

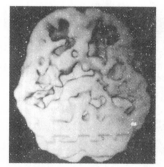

40岁男性，12年大麻吸毒史，注
意大脑多处活动水平下降

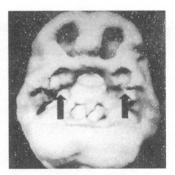

32岁女性，12年大麻吸毒史，注意
颞叶中央活动水平下降

图8-8　受大麻影响的大脑底部3D图

这项研究结果表明，频繁、长期地吸食大麻会导致大脑功能模式的异常。这和之前提到过的其他研究结果是一致的。前人研究结果中更多地提到了大脑整体活动水平的减退，而在此项研究中，则明确地将吸食大麻的影响定位到了颞叶激活水平的减退上。这应该是得益于我采用了更加先进的成像镜头。我们已经清楚地知道，颞叶活动的异常与记忆、学习和动机的问题相关，而这些问题正是那些长期吸食大麻的青少年（或者至少是他们的父母）和成年人所苦恼并抱怨的问题。动机缺乏综合征所表现出的整日对事情冷漠无情、较窄的注意广度、无精打采、社会退缩和成就动机的缺乏等问题，很多年前就被证明和吸食大麻有关。

☀ 吸入剂

吸入剂，主要包括汽油、修正液、涂料稀释剂、打火机油等，另外，胶水也被列为被滥用的一种物质。我曾经接诊过一位年仅4岁便对吸入剂成瘾的患者。患者的母亲告诉我，她的孩子特别喜欢到车库中去，打开割草机的气盖，把嘴巴凑过去狠狠地吸上一口，然后陶醉于那股烟味。他的母亲还说他喜欢吸入各种物质。第一次给这个孩子进行评估的时候是在我办公室的娱乐间。这孩子明显有些过度活跃。在治疗会谈的中途，他突然跑到了我写字用的白板旁边，拿起并打开一支墨水笔，然后凑近鼻子狠狠地吸了一口。然后他笑着对我说："这感觉好极了。"

人所吸食的吸入剂一般会直接影响脑部，并可以对大脑、肺部和肝脏造成损伤。它们非常危险！绝大多数吸入剂和溶剂都能造成血管扩张，长期滥用往往会导致大脑激活水平的减退。

图8-9是一位49岁患者的脑成像图，他吸食吸入剂有长达20年的历史。这个成像结果和因吸食可卡因或冰毒而被损伤的大脑非常相似。

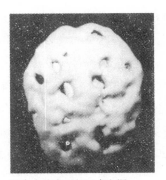

注意大脑表面的巨大空洞

图8-9　被吸入剂伤害的大脑顶-底面3D图

☀ 咖啡因和尼古丁

我很清楚，接下来一节中所介绍的内容可能会让很多读者感觉不舒服，但正因为我非常了解这些内容并且觉得它们很重要，所以还是要向大家介绍。已经有很多研究表明，即便很小剂量的咖啡因也可以起到和血管收缩剂（会导致脑部血流量下降）一样强的效果。我的个人经验也表明上述结论是真实、准确的。你摄入的咖啡因越多（咖啡、茶、大部分汽水、巧克力，很多感冒药中都包含咖啡因的成分），大脑的激活水平下降得就越多。很多人，尤其是注意力缺陷障碍患者，都会把咖啡因当成大脑兴奋剂。他们通过咖啡因来使自己变得清醒。咖啡因所带来的最大问题是，在短时间内它可以达到你希望的效果，但是长时间来看作用适得其反。一旦你因为摄入咖啡因而出现大脑激活水平下降的时候，你便会通过摄入更多的咖啡因来改善这一情况，从而形成恶性循环，使大脑的状况雪上加霜。每日摄入过量咖啡因（每天饮用超过三杯咖啡）会对健康构成威胁，你需要停止摄入过量的咖啡因以保持大脑的健康。如果感兴趣的话，合理剂量的利他林或阿德拉等用以治疗注意力缺陷障碍的大脑兴奋剂类药物可以帮助你增强大脑的激活水平。

用来劝说人们戒烟的理由有很多。根据我的临床经验，如果你想使自己大脑的功能得到充分的发挥，那么就不要吸烟。你戒烟之后不久，大脑的血流水平就会不断提升，但是长期吸烟者的大脑激活水平仍存在着整体性减退的问题。

有一位非常成功的商人朋友曾找我咨询。他说自己近来很难集中注意力，并且感觉自己总是很疲惫，没有力气，为此他饱受困扰。我很清楚他每天抽三包香烟，喝三罐咖啡。一直以来，我都怀疑他患有注意力缺陷障碍，因为他在学校念书的时候成绩不怎么样，做事冲动，而且从来都无法安静地老实坐着。而且我猜想他其实是通过咖啡因和尼古丁的兴奋作用来控制自己的真实病症。他是一个非常著名的企业的 CEO，很不习惯于听从他人的意见。我和他讨论了有关注意力缺陷障碍的问题，建议他停止摄入大剂量的咖啡因和尼古丁，同时正视自己的注意力缺陷障碍，并着手治疗。对于我的建议，他的第一反应就是，他拒绝服用任何药物。他问道，是否有更加"纯天然"的方式可以解决问题。我略感困惑地回答："你自己正在采用两种'纯天然'药物治疗自己的注意力缺陷障碍，那就是咖啡因和尼古丁——不过这两样东西迟早会杀死你。如果接受我开出的处方药物，你会发现效果更好，而且，如果这些药物使用得当的话，绝不会对你造成任何伤害。"

我还建议他进行脑成像扫描，帮助他认清自己大脑现在的真实情况，从而增强他戒除咖啡因和尼古丁的决心。结果，即便是我都对他的成像结果大吃一惊。他的整个大脑皮层都出现了非常严重的激活水平下降，尤其是前额叶和颞叶区域（见图 8-10）。我告诫这位朋友，他必须找到其他刺激大脑的方式，并彻底戒除当前大剂量使用的咖啡因和尼古丁，否则他的大脑将剩不下什么来让他体会事业的成功了。开始的几周，他接受了我的建议，但是很快就回到了自己的老路上。我考虑到，可能是因为他颞叶的问题使他无法记住自己脑成像结果所呈现的问题，或者是他前额叶的损伤使他无法有效地控制冲动。尽管我建议他尝试利他林或者阿德拉之类的大脑兴奋剂，但他还是坚持用他自己"纯天然"的方式来治疗自己的注意力缺陷障碍。

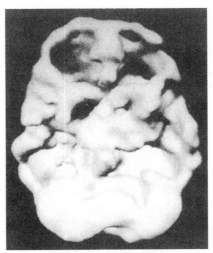

注意大脑整体激活水平下降，尤其是前额叶和颞叶

图8-10 被大量咖啡因和尼古丁影响的大脑底部3D图

你要什么样的大脑

很多人问我，戒除酒精或毒品之后大脑会发生什么。这个要视具体情况而定。一般而言，患者吸食或者使用某种物质时间越长，就会产生越强烈的中毒症状。一些特定的毒品也会比其他类型的毒品引发更强烈的中毒反应。此外，还要考虑患者所吸食的毒品中是否含有其他类型的有毒物质以及物质滥用者自身大脑的敏感性。有很少一部分人能够在吸食较长时间的毒品后不出现中毒反应，并能够在出现中毒反应前及时停止对该毒品的滥用。而另一些人则会在吸毒很短的时间之内便出现脑损伤的症状。不过，无论对于上述哪一种情况，戒毒戒得越早，大脑痊愈的机会便越多，可能性也越大。

在 1997 年的时候，我曾经制作过一幅题为"你要什么样的大脑"的禁毒教育海报。这幅海报是根据我对毒品滥用者进行脑扫描的研究工作制作而成的，旨在教育大家深刻认识到毒品有害这个事实。我在海报中比较了正常的大脑与海洛因成瘾者、可卡因成瘾者、酗酒者和长期吸食大麻者的大脑成像结果。从海报上看，由于物质滥用而导致的大脑损伤可以一目了然地看出来。

- 正常大脑表面平滑，两侧对称，整体丰满。
- 受海洛因损伤的大脑四处都呈现出大块的激活减退区域。
- 受可卡因损伤的大脑皮层呈现出无数的小洞。
- 酗酒者的大脑看上去枯萎不堪。
- 大麻吸食者的大脑某些区域看上去好像融化了，尤其是负责语言和学习的颞叶区域。

在看到海报上的这些成像结果之后，很多患者都向我表示以后再也不想沾染毒品了。他们说希望自己的整个大脑都是好的，可以发挥正常的功能。"我不想要一个带着窟窿的大脑。"一位刚刚从少管所放出来的 19 岁青年在看到自己因为吸食大麻而被损伤的大脑成像结果之后这样对我说。

在和毒品成瘾者的日常接触中，我经常会使用这些脑成像的结果，尤其是对那些刚刚开始吸毒的青少年。向这些吸毒者展示他们被毒品损伤的脑成像结果，可以对他们造成强有力的冲击。很多患者看过之后都立刻开始了戒毒治疗。

为了测试这幅海报的效果，有 100 名群众填写了一份问卷，他们的年龄从 12 岁到 40 岁不等。参加这项调查的 100 人中，有超过 50% 的参与者说海报改变了他们对于毒品的认识。关于这项调查的一些评论包括：

我以前不知道大麻会对大脑造成伤害。加利福尼亚州为什么要将大麻合法化呢？

我不希望自己的大脑上出现任何空洞。我会一直远离毒品的。

毒品真的会对大脑造成这么可怕的影响啊。

这真的改变了我对酒精和大麻的看法。

毒品会伤害到我！我可不想沾染那玩意儿。

在学校里没有人会告诉我这些。他们都说吸毒很酷。现在我觉得吸毒真是很傻很天真。

这幅海报现在挂在美国 100 多所监狱、数百所学校、戒毒中心和医院里。克利夫兰市的法院购买了 600 幅海报，并赠送给每一个去过那里的人。他们的首席法官说，希望可以由此教育人们，让人们了解到毒品所带来的危害。

5类毒品、暴力行为和大脑产生联系的方式

人们已经很清楚物质滥用和暴力行为之间的联系了。了解各种现象间错综复杂的联系，可以帮助我们更有效地干预和解决可能存在的各种问题。目前已经有很多文献描述了导致毒品和暴力行为产生联系的社会心理因素，然而较少有研究针对并提及毒品滥用与暴力行为在生理层面，尤其是在大脑层面的联系。

通过运用脑成像技术，我们总结出了几类特定的临床症状与大脑模式，这能帮助我们更好地从大脑层面理解为什么物质滥用和暴力行为之间存在着密切的联系。这几类模式是根据临床数据库中超过 5 000 例个案的脑成像结果总结得出的，这些脑成像图的被试包括各类神经性精神病患者，其中超过 350 名患

者在参与研究的 6 个月之前存在着攻击性行为（包括毁坏财物和对他人进行身体攻击两类）。此外，我们的临床研究对暴力型罪犯进行了大约 30 项法医学方面的神经精神病学评估，这些罪犯的犯罪行包括谋杀、强奸、持枪抢劫、斗殴、虐待、偷袭等，他们中很多人都存在着严重的物质滥用问题。通过回顾过去关于物质滥用的文献，我们必须认识到与暴力行为有关的可卡因、冰毒和酒精等物质，会导致与暴力行为有关的脑区出现与物质滥用相似的神经活动模式。尼古丁和咖啡因同样可能加剧由其他类型的物质滥用所导致的暴力行为。

☀ 直接诱发攻击行为

吸食毒品或其他类型的物质滥用，尤其是酒精、可卡因、甲基苯丙胺、苯环己哌啶、合成类固醇等，可以直接诱发攻击行为的产生。如果大脑本身存在某些问题，使得个体对暴力行为具有一定的易感性，如前额叶、扣带回、优势半球的颞叶及优势半球的的边缘系统和基底神经节区域存在一定问题，那么这种情况则会表现得尤为明显。

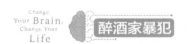

　　约翰，右利手，是一位 79 岁的建筑承包商，他有着非常长时间的酒精滥用史，并且还有暴力行为。婚后他经常虐待妻子，对她施暴长达 40 年以上，也经常对孩子们施暴。而他的这些虐待、暴力行为都是在醉酒之后发生的。在 79 岁这一年，约翰进行了一次开胸手术。手术之后，他忽然出现了一些精神病性的症状，并且这些症状持续了 10 天之久。约翰的医生为他进行了脑成像检查以了解究竟发生了什么问题。成像结果显示，约翰的左外侧额颞联合区域出现了明显的激活水平下降，而这一情况看上去像是由于早年的头部外伤造成的（见图 8-11）。当医生询问约翰是否遭受过什么严重的头部外伤时，约翰说，在自己 12 岁那年曾驾驶一辆破旧的送牛奶的小卡车，这辆车破到连两侧的后视镜都没有。约翰当时不得不把脑袋伸出车窗看后面车辆的情况，结果脑袋伸出去之后就撞到了一根电线杆上，他昏迷了好几个小时。在这次头部受伤之后，约翰的脾气和记忆力出现了一些问题。他的家族中有酒精滥用的历史，他的 5 个兄弟之中，有 4 个都酗酒。然而，他的兄弟们在醉酒后并不会出现暴力行为。

考虑到约翰脑损伤的部位（左外侧额颞联合区域功能障碍），他出现暴力行为是非常合理的。虽然酒精滥用并未导致约翰的兄弟们产生暴力行为，但是对约翰却产生了影响。如果约翰能够早一点看到自己的脑成像结果并理解它背后的意义，那么他早就可以寻求专业的帮助，也不至于伤害到他的家庭了。

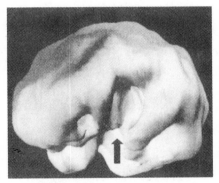

注意左侧额叶和颞叶明显的活动水平下降
（箭头所示）

图8-11　约翰的大脑左侧表面3D图

☀ 损伤执行功能

毒品和酒精的使用可能损伤执行功能，并因此增加出现攻击行为的可能性。

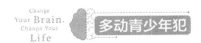

布拉德利在 14 岁的时候被诊断患有注意力缺陷多动障碍以及左侧颞

叶功能障碍（当时是基于脑电图进行的诊断）。在得出这样的诊断之前（也就是从一年级直到八年级），他已经先后被 11 所学校开除，而开除的原因是他经常打架、旷课、喝酒和吸食大麻。当他开始按每天 3 次 15 毫克的剂量服用利他林进行治疗后，情况奇迹般地好转了很多。在随后的一年中，他的阅读能力提升了 3 个年级的水平，也可以按时去上学，不会突然脾气爆发和别人去打架了。他的祖母（布拉德利和她生活在一起）和他的老师都非常高兴。然而，布拉德利自己非常讨厌吃药。他说虽然吃药能够明显地改善他的状况，但吃药这件事本身会让他觉得自己非常愚蠢，和其他同学不一样。于是，在服药两年之后，布拉德利私自决定停药，而且没有把这件事告诉任何人。于是，他的火爆脾气又开始出现了，并愈演愈烈，而酗酒和吸食大麻的行为也都再次出现。有一天夜里，当他正喝得醉醺醺的时候，他的叔叔突然来到他家并让布拉德利帮自己"抢几个婊子"。然后，布拉德利便跟着叔叔出去了，他们强迫一位妇女上了车，并让她把银行卡里的钱都取了出来。接下来，叔叔和布拉德利对这位女性实施了两次强暴。两周之后，布拉德利因为绑架、抢劫和强奸而被逮捕。

作为精神病学方面的咨询师，我首先同意对布拉德利做出的注意力缺陷多动障碍的诊断，同时我怀疑他还存在着左侧颞叶功能方面的障碍，因为他表现出了一贯的攻击性行为，而且此前的诊断中也出现了异常的脑电结果。我要求对他进行一组脑成像测试：其中一种情况是他在未服药的情境下进行集中注意力的任务，而另一种情况是他在服用了利他林之后再进行相同的任务。在静息状态下，布拉德利的左侧前额叶和左侧颞叶表现出了轻度的激活水平下降；而当他在集中注意力时却出现了非常明显的前额叶皮层活动的抑制，这在患有注意力缺陷多动障碍的患者身上非常常见，同时，他还出现了两侧颞叶活动的抑制。之后，在布拉德利服用了 15 毫克利他林的一小时后又进行了第三次扫描，这次的扫描结果显示，虽然他左侧颞叶的激活水平仍然偏低，但是前额叶皮层和两侧颞叶已经明显处于正常的激活状态了（见图 8-12）。

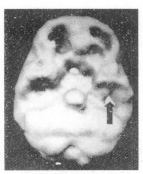
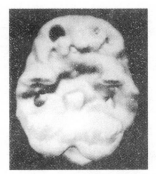

服药前：注意左侧前额叶和颞叶活动水平明显下降（箭头所示）

服药后：注意大脑整体活动水平好转

图8-12　布拉德利的大脑底部3D图

很显然，是布拉德利的大脑有问题，这让他无法持续做事，也无法获得很好的学业表现。而他的物质滥用行为则是雪上加霜，对他本来就激活水平低下的前额叶皮层和颞叶进行了进一步的抑制，这便减弱了他在认知层面的执行能力，使得他无法从冲动性攻击行为中解脱出来。如果当初有人可以好好地对布拉德利背后的认知神经问题进行解释，让他了解到自己大脑的问题和自己异常情绪之间的联系，并说明坚持服药的必要性，那么也许他的这次犯罪行为就能够防患于未然了。入狱之后，他开始服用匹莫林和双丙戊酸钠缓释片。在过去的两年内，他没有再出现任何爆发性的攻击行为。

以毒品和酒精解决与攻击性相关的问题

患者可能把毒品和酒精当成自我治疗的药物，想解决自身潜在的神经方面的问题，而这些问题本身与攻击性相关。很多物质滥用者都具有双重的精神病学诊断，他们正是使用这些物质来治疗自己潜在的精神或神经疾病，也就是说这些物质成了药物的替代品，让患者在使用时感觉更好。这些潜在的精神或神经疾病有可能是抑郁症、惊恐发作、创伤后应激障碍，也可能是攻击性行为。

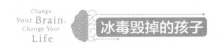
冰毒毁掉的孩子

28 岁的拉斯帝在父母的陪同下到我的诊所进行治疗。他有着非常严重的冰毒成瘾，同时在生活中有着各种暴力和破坏性行为。他无法坚持从事稳定的工作，经常虐待女朋友，此前也曾 4 次因为打架斗殴而被逮捕。虽然他的父母一直在竭尽全力地帮助他，但是他仍然对他们一点儿好脾气都没有。他曾经接受过 5 次戒毒治疗，但均以失败告终。在最后一次戒毒治疗中，医生对他父母建议了所谓"爱之深责之切"的思路：这位医生告诉拉斯帝的父母，应该让孩子跌到谷底，然后才有可能让他主动去寻求帮助。因为这对父母曾经读过我的书，因此决定把孩子送到我这里，在开始实施"爱之深责之切"方法前最后再尝试一次。因为之前数次的戒毒治疗都对拉斯帝没什么效果，所以我怀疑这背后可能潜藏着某些其他的大脑问题。因此，我们决定对拉斯帝进行一次脑成像检查，拉斯帝一直被蒙在鼓里，直到测试当天早上他才得知了这个安排。

当他来到我诊室的时候，体内充满了前一晚吸食的大剂量冰毒。拉斯帝向我说明了他的吸毒事实，并对我说："非常抱歉我把这次检查搞砸了。要不我下周再来吧，我保证下一次不会在测试前吸毒了。"其实我一直希望对刚刚吸完毒品的人进行脑成像研究，看看吸毒后，大脑会产生怎样的反应，但是这存在着伦理上的问题，因为我不能要求别人去吸毒。不过既然拉斯帝是自己吸过毒出现在我面前的，那么我这么做就不存在伦理上的问题了。于是我决定当天上午，在那些冰毒成分仍残留在他体内的时候，对拉斯帝的大脑做一次扫描，一周之后再对未吸毒的拉斯帝做一次扫描。

从成像结果来看，当拉斯帝的大脑处于高剂量冰毒影响下的时候，活动情况整体上处于被抑制的状态；然而，一周之后，在排除了吸毒所产生的影响之后，他的左侧额叶表现出了非常严重的过度激活，这很可能就是导致他暴力行为的原因。因此，对拉斯帝暴力行为的解释最为可能的一个原因就是，他在无意识的情况下，采用了高剂量的冰毒来对自身潜在的颞叶问题进行自我治疗（见图 8-13）。当我进一步询问他的脑外伤史时，一开始他和他的父母都未能回忆起什么来。不过后来拉斯帝回忆起，小学二年级的时候，有一次他全速跑向一个金属篮球架，结果撞到脑袋之后就晕过去了。这可能就是导致他颞叶存在问题的原因。明确了这些问题之后，我给拉斯帝开出了卡马西平。

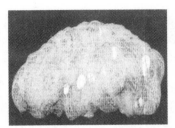
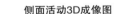

摄入高剂量冰毒时，左侧颞叶表现正常

侧面活动3D成像图

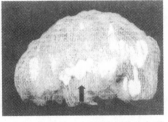

不摄入毒品时，左侧颞叶活动水平显著增加

侧面活动3D成像图

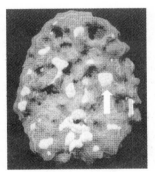

注意左侧颞叶深部高度激活（箭头所示）

底部活动3D成像图

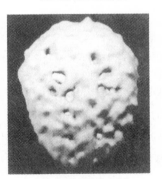

注意大脑表面多处的空洞

顶-底面3D像图

图8-13　拉斯帝的大脑

在服药不到两周之后，拉斯帝就明显感觉好多了，比他过去多年以来感觉都要好。他变得更加冷静，能够控制住自己的脾气，而且有生以来第一次，他获得了一份稳定的工作。这次脑成像扫描带来的另一项好处就是，我可以向拉斯帝展示因为吸食冰毒而对他大脑造成的那些严重损伤。虽然这些毒品可以帮助他在一定程度上缓解颞叶方面的问题，但是显然对大脑有毒性作用。和其他很多毒品滥用者一样，拉斯帝的大脑皮层表面已经因吸毒而产生了很多激活的空洞。这些成像结果对拉斯帝的刺激可能比单纯地让他远离毒品或者接受戒毒治疗要更为有效。这一回，脑成像图既成了一种强有力的诊断工具，同时也充当了非常好的说服教育角色。一幅成像结果能击垮患者千万句的否认。

通常来说，了解成像结果中所包含的那些信息，能更好地帮助患者迈出勇敢的一步，让他自己正视事实。我想，可能有很多人像拉斯帝一样，一般的戒毒治疗对他们起不到什么作用，因为他们可能正在使用毒品来对自己潜在的问题进行自我治疗，而这些人可能还被家人或社会认为意志薄弱或者缺乏道德。至少对于拉斯帝来说，恐怕"爱之深责之切"的策略是起不到什么作用的。

☀ 加重对物质的成瘾

扣带回异常，联合前额叶和颞叶的异常，可能加重对物质的成瘾，并加重潜在的暴力行为。正如前文提到的，大脑的扣带回部分和注意力转移以及认知的适应性和弹性相关。如果它存在过度激活的情况，那么患者就会被卡在一些消极的想法或行为之中。

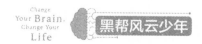

荷西是一位年仅 16 岁的黑帮成员，他和另一位黑帮成员把一个青年打得半死不活之后，因涉嫌故意谋杀罪被逮捕。荷西所在的黑帮声称这是"红颜色"惹的祸。在出事的那个晚上，荷西和其他黑帮成员喝得烂醉如泥，还吸食了大量大麻，他们遇到了一个穿着红毛衣遛狗的男孩。他们对

这个男孩说："你是什么颜色道上的？"（意思是在问他所属的黑帮）。这个男孩对这两个人说，他根本不明白他们的意思。荷西说："你答错了。"然后，他和他的同伙开始狠狠地殴打这个男孩，直到他不省人事。后来同伙把荷西从这个男孩身边拉开了，因为他们发现，一旦当荷西开始殴打就停不下来。他们都怕荷西把这个孩子给打死。

公共防卫部门决定对荷西进行神经心理学的检查，结果发现他存在前额叶的机能障碍，同时还有注意力缺陷多动障碍、抑郁、学习障碍的迹象。心理专家建议对荷西再进行一次静息状态和集中注意力状态下的脑扫描，从而对荷西的问题做出独立的验证。从脑成像结果来看，荷西的大脑激活模式确实存在着明显的异常。他在静息和集中注意力的条件下均表现出了扣带回区域的明显过度激活，这和注意力转移的问题是相关的。此外，在静息状态下的脑成像结果中，我们可以看到他的前额叶活动出现了一定程度的抑制；而在完成集中注意力任务的条件下，前额叶和两侧颞叶活动都受到了明显的抑制。这个结果和注意力缺陷多动障碍、学习障碍以及攻击倾向等行为上的表现是一致的。

荷西在注意力转移方面一直存在着一定问题。别人形容他是一个固执、好争辩、爱抬杠的人。"一旦什么东西进入他的脑子里面，"他的父亲说，"他肯定就会一遍一遍地说个没完。"在监狱里，他开始服用舍曲林。在药物的控制下，荷西变得冷静多了，做事更加专心，也不那么容易难过沮丧了。

☀ 让人处于高风险情境之中

毒品和酒精的使用可能对决策过程产生消极的影响，或导致挑衅性行为的出现，从而让人们处于一种高风险的情境之中。毒品和酒精的使用还能够降低人们识别环境中危险因素的能力。当两人都处于酒醉状态的时候，发生攻击行为的概率是最高的；当两人都处于清醒状态的时候，这种概率则最低。

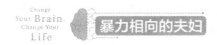

暴力相向的夫妇

乔纳森和卡罗尔已经结婚两年了。他们都有工作，还没有孩子。两个人都有着严重的酗酒问题，乔纳森有时还会吸食大麻和可卡因。从婚后的第一个月开始，两人就经常打架，绝大多数时候都是因为一些鸡毛蒜皮的事情。卡罗尔总是就一些小事抱怨个没完，而乔纳森则会以暴力作为回应。酗酒和吸毒让他们的问题变得更加糟糕。因为两个人打得太厉害，曾经有过5次，邻居叫了警察。最后两次，乔纳森因为殴打妻子被逮捕了。从两个人的成长经历来看，乔纳森从小在学校的表现就很不好，成绩很差，总是表现得很有攻击性，而且存在学习方面的障碍。卡罗尔成长于一个酗酒的家庭，曾经患过强迫症和抑郁症。经过心理咨询的会谈之后，我也更清楚地认识到，物质滥用使得乔纳森的攻击性和冲动性变得更加严重，而使得卡罗尔变得更易激惹。

根据对他们的治疗方案，我们对乔纳森和卡罗尔进行了静息状态和集中注意力状态下的脑扫描。乔纳森的成像结果显示，在静息状态下他的左侧颞叶会出现激活水平下降，而在集中注意力状态下他的前额叶活动水平会出现明显的下降。这个结果和注意力缺陷多动障碍、攻击性和学习障碍是一致的。卡罗尔的成像结果则是在静息和集中注意力状态下，均呈现出非常显著的前扣带回过度激活，这和她的注意力转移困难、容易卡死在消极思维和行为之中的表现是一致的。

根据脑成像结果反映出的信息，并结合他们两人的临床病史，我除了给他们进行常规的心理咨询和针对物质滥用的治疗之外，我还给乔纳森开了双丙戊酸钠缓释片（控制他左侧颞叶的活动）和缓释右旋苯丙胺（用以治疗他的冲动性和注意力缺陷多动障碍的症状），对卡罗尔则是开了舍曲林（针对过度注意和抑郁的问题）进行治疗。通过上述的各项治疗，他们两个人的关系明显改善了，也没再出现爆发性的攻击行为了。

处理物质滥用和暴力行为的有效策略

了解这些问题彼此联系的方式有助于我们去采取更加有效的治疗策略和治疗手段，从而更好地应对暴力行为和物质滥用这两个世界性问题。结合已有的工作内容和成果，我给出以下几条建议。

1. **必须把大脑的因素考虑在内**。大多数时候，大脑功能障碍这个因素在诊断和治疗中未能及时纳入考虑的范围。如果在诊疗过程中出现了一些迹象，那么应该及时地通过临床病史、神经病理学检查和精密的脑扫描等手段对脑功能进行诊断和评估，这是得出正确的诊断结论并让我们有效地进行早期干预的关键。

2. **对存在暴力行为的个体和物质滥用者进行诊断时需要考虑其遭受脑外伤的病史**。因为即使很小的脑外伤经历，也可能导致攻击性倾向的出现（尤其是对于大脑左侧额-颞联合区域损伤的情况），而这种大脑损伤是可以被治愈的。

3. **对存在暴力行为的个体和物质滥用者进行诊断时，需要考虑其是否存在潜在的精神或神经疾病（比如注意力缺陷多动障碍、双相心境障碍、学习障碍、颞叶功能障碍等）**。在华盛顿州，法官大卫·艾德蒙管理的法院系统与华盛顿州学习障碍协会共同开展了一个项目。他们对罪犯们进行了筛查，看看他们是否患有注意力缺陷障碍或者阅读障碍。如果一名罪犯在检查中被高度怀疑有这些疾病，那么他就会被送去参加一个持续14周的"生活技能"项目，并通过这个项目学习如何更有效地处理自己的这些问题。根据现有的统计结果来看，这个项目使得罪犯再次犯罪的比率下降了40%之多。

4. **当物质滥用或者暴力行为和潜在的精神疾病相关的时候，不要羞于使用药物**。有效地使用药物进行治疗可以增加情绪管理和物质戒除治疗的效果。然而，根据我的经验，很多物质戒除治疗项目和情绪管理项目都不太喜欢使用药物进行辅助治疗，患者也会觉得药物治疗是"下等的"策略和方法。这种对于使用药物的态度限制了治疗的手段和效果，也会使很多患者陷入病情复发的高危状态。

5. 考虑犯罪行为中受害者的情况，调查受害者之所以受害，是不是因为他们在无意识中受到了物质滥用或者潜在的神经性精神疾病的影响。我知道这一条建议会引起争论，但是根据我的临床经验，确实存在这样的情况。很多犯罪的受害者受到物质滥用或者潜在的神经性精神疾病的影响，做出了错误的决定或者表现出挑衅性行为，从而导致被害。我这么说并不意味着犯罪行为产生的责任在受害者身上。我希望如果能够找到受害者身上可能存在的潜在问题并进行有效治疗，就有助于保护他们今后不会再一次成为犯罪行为的受害者。

6. 在一些复杂的情况下，对大脑进行成像扫描会是一种有效的辅助诊断工具，相较传统的诊断方法，它能够提供更多信息。根据我的经验，脑成像可以在以下几种情境中提供帮助：

- 通过向物质滥用者展示其大脑受损情况，增强其配合戒毒治疗的意愿。
- 发现患者过去经历过的头部创伤问题，有助于对他们的当前临床状况做出诊断。
- 帮助医生选择合适的药物（主要包括：针对颞叶异常可选择抗痉挛类药物，针对前扣带回过度激活可选择含 5- 羟色胺的药物，针对前额叶的激活不足可选择精神兴奋剂类药物等。脑成像技术自身并不能够独立完成医生的诊断工作，其得到的结果需要根据临床情况进行综合考虑）。
- 可以使患者的家人和其他相关人士（比如法官、缓刑监督官等）明确药物治疗对解决问题的切实效果，从而促使他们鼓励患者坚持进行适当的治疗。

每个人的大脑中都存在着一个暴力行为的"临界点"，这个临界点的设定取决于很多相互关联的因素：大脑的功能状况、遗传因素、代谢因素、心理动力学和情感因素、整体健康状况、脑外伤史以及处方药物的疗效和物质滥用情况等。这些因素所造成的影响以及这些因素之间存在的复杂交互作用因人而异。上述这些因素和他们的交互作用，对于每一个独特的个体来说，会起到抑制或促使暴力行为产生的效果。任何一种药物，包括医生给出的处方药物都会影响大脑中的临界点，从而增加或减少暴力行为产生的可能性。而大脑对做出暴力行为的反应强度则取决于每一个个体的大脑对于代谢活动所做出的具体反应，这些

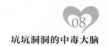

代谢活动往往是由一些化学物质引发的。大脑功能的超短期、短期和长期的变动，加上原本就存在的各种因素，决定了大脑对各种可能引发暴力的因素的反应倾向。

当一个人健康状况良好的时候，他就拥有高度的自控力，这时很强的愤怒刺激才可能引发其暴力反应。而毒品和酒精的作用可以改变大脑的代谢活动模式，从而使得大脑控制攻击性冲动的能力下降。最终的结果就是，大脑中引发暴力行为的临界点变得更低，进而引发了更多暴力冲突和不适当的行为反应。

搞定大脑，解除婚姻警报

有话好好说，爱情常保鲜

有爱的大脑

在过去 8 年中我进行了一系列针对婚姻中存在严重问题的伴侣的脑成像研究。这项研究让我感到着迷、悲哀，并且大受启发。在了解了很多彼此相容和不相容的大脑活动模式后，现在的我已经可以以一种全新的视角来看待婚姻了。我已经意识到，很多婚姻之所以失败，根本原因在于伴侣的大脑活动模式可能存在异常，这与性格、自由意志和个人愿望都无关。很多婚姻和亲密关系都是被这些因素给毁掉的。很多时候，一点点的药物就能够改变很多婚姻——爱或恨、在一起或离婚、有效地解决问题或常年打官司。

我相信很多人，尤其是一些婚姻治疗师，会觉得本章中的观点过于激进，或者不成熟，或者是异端邪说。坦白地说，我知道很少有婚姻治疗师或者学派会认真考虑伴侣的大脑功能问题。不去考虑驱动人们行为的根本机制，如何形成对什么样的伴侣合得来或合不来的范式或"学派"呢？我相信，一些每日都在办公室面对那些伴侣的资深治疗师会从本章的内容中发现一些真相，而我则希望他们通过对本章内容的了解，可以得到一种新的视角，在应对最困难的案例时，可以考虑从大脑的角度去理解伴侣之间的行为。本章中的故事都是真实的，但为了保护患者的隐私我对涉及的人物进行了一定的掩饰。

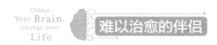

当麦克和格丽第一次找到我的时候，他们已经坚持进行 4 年的婚姻咨询了。他们的治疗师听了一场我的讲座之后，立刻给麦克和格丽打电话，让他们来见我。"麦克，"治疗师在电话里说，"我觉得你最好先看看自己是否存在大脑生理层面的问题，这样我们的咨询才可能有所进展。"这对夫妇 12 年的婚姻中一直存在着问题，他们经常会争吵。麦克曾经有过两次出轨，似乎比较喜欢寻衅惹事，此外他的工作效率很低，所以每天工作时间格外的长。格丽则有抑郁倾向，对婚姻生活如此艰难感到很愤怒，并且始终记着自己过去几年中所受到的伤害。他们的治疗师已经尝试了自己所了解的所有治疗术，甚至去参加了一个名叫"难以治愈的伴侣"的会议，希望能够寻找到解决麦克和格丽之间问题的方法。

当我第一次见到这对夫妇时，一眼就能看出麦克有某种心理上的问题。他们的治疗师认为如果自己能够"治好"麦克，那么这对夫妻的关系就能改善。确实，麦克还有注意力缺陷障碍。他从小在学校里表现就很差，而且他不安静、很烦躁、不能集中注意力、做事缺乏条理，并且非常容易冲动。他无法耐心倾听格丽讲话。他的出轨也并非主观计划，而是完全出于冲动。麦克总是喜欢和别人抬杠，然后发表一些欠考虑的意见并把大家搞得很愤怒。虽然麦克存在这么多问题，然而根据最开始几次与这对夫妇的会谈，我发现格丽可能同样存在着某些问题，这导致他们的婚姻问题变得更加严重。她总是就相同的问题不停地抱怨，也会就一些鸡毛蒜皮的事情争论不休。她总是持续性地对一些问题感到焦虑，当问题发展和她预期不同时，她会因此难受好几个小时。

我决定对麦克和格丽都进行脑成像检查。结果显示，麦克前额叶存在明显的激活水平减退（这和他的注意力缺陷障碍症状是一致的），而格丽的扣带回存在着显著的过度激活（这和她对问题的过分关注是一致的）。我给麦克开出了阿德拉（一种用以治疗他的注意力缺陷障碍的大脑兴奋剂），给格丽开出了舍曲林（一种抗抑郁药物，以减轻她过度关注的倾向）。开始服药几天之后，麦克发现自己可以更好地集中精神了。他在工作中变得更加有组织和条理性，同时对待格丽也变得更加积极主动、体贴关心。格丽也发现了麦克身上发生的这些转变。大约几个星期之后（舍曲林开始发挥作用的时间比阿德拉要慢），格丽同样发现自己身上也发生了明显的变化。她的思维不会再在一个地方来回打转。她能够更好地去关注那些积极的想法和思维。她变得更加活泼快乐，不再那么容易伤心难过了。麦克和格丽能够做到两个人在一起时不再频繁地吵架。他们也开始有效地使用从婚姻咨询中学来的那些技术，来进一步改善两个人的亲密关系了。

他们的治疗师非常高兴看到他们的关系出现那么大的改善。最初的时候，对于这对夫妇都存在大脑活动模式的异常她感到非常惊讶。尽管一开始她把这对夫妇的问题都归结到了麦克身上，但是当她看过了他们两个人脑成像的结果之后，她对格丽扣带回存在的问题感到非常震惊，然后便意识到格丽确实存在着过度关注和无法对所受伤害释怀的问题。

导致这对夫妻关系出现问题的关键，在于他们大脑的活动模式和神经递质分泌的不规律。他们又进行了几个月的婚姻咨询，以巩固之前所学到的东西。关键是，他们现在能够解生理问题对他们产生了重大影响，并能够以一个全新的视角看待对方。这使他们都可以变得对彼此更宽容，并能够有效地治愈过去12年婚姻中的那些伤痛和记忆。如果我仅仅对麦克进行治疗而忽视了格丽，那么很可能她还停留在过去的那些痛苦和悲伤之中，无法从阴影中走出来。

在我的工作中，我认识到本书中提到的5类主要的大脑神经系统均和夫妻关系问题存在着一定联系。如果能够适当地诊断出患者大脑是否存在活动模式上的问题，就可以帮助我们给出更加适当的药物处方和更好的行为治疗策略，从而对夫妻关系问题进行更有效的干预。但是，我不会对我见到的每一对伴侣都进行脑成像扫描。通常，我会根据他们的临床表现去识别可能存在的大脑异常活动模式，并根据知识和经验而非成像结果去进行干预治疗。在本书中，我并不是想要推荐脑成像技术本身，而是希望书中的内容能够帮助你识别自己和你的爱人身上可能存在的大脑活动模式异常，并获得适当的干预和治疗。只有当我发现某对伴侣的情况格外特殊，难以解决时，我才会选择进行脑成像扫描来观察他们的大脑活动模式，尤其是当他们的关系中存在暴力行为的时候。

这可能是第一次有精神病学家从大脑问题的角度提出婚姻问题背后成因的模型，所以你可能会想问这些问题：

本书中之前讲过的 5 类大脑神经系统究竟如何影响亲密关系呢？某一类问题又是如何与其他类型问题进行交互作用的？当多个神经系统的异常存在于伴侣中的一方或双方的时候，会发生些什么呢？在这类的婚姻咨询中，药物的使用是不是必须的？这些问题都将在本章中得到解答。

现在，让我们开始看一下 5 类大脑神经系统和亲密关系之间的联系，看看它们在正常工作和存在异常的情况下，都会有哪些影响亲密关系的特质。在下面的介绍中，我们将某个神经系统功能正常与否和亲密关系的某些特有表现称为该神经系统的关系特质。

☀ 边缘系统关系特质

当边缘系统的功能正常时，人们会表现得积极乐观，并能很好地和他人相处。他们可以正确地理解外界传来的信息，并觉得他人是善良的。他们看起来活泼快乐、性感，并且容易被性吸引。他们能够保持积极情绪的记忆并且很容易提取它们。他们也会以积极的态度去理解他人。

当边缘系统过度激活的时候，人们会倾向于抑郁、消极，并和他人疏远。他们更容易关注事物的消极方面，并通过"有色眼镜"过滤外界传来的信息，他们会看到一个杯子里面有一半是空的，而不去看杯中还有一半是水。他们爱猜忌，不轻易相信别人。这样的人看起来一点儿都不活泼快乐，也不性感，也会因为缺乏兴趣而远离与性有关的行为。他们脑中充满了消极的记忆，难以提取出积极的情绪记忆或感受。他们倾向于通过自身的消极反应，把他人推得远远的。

积极边缘系统关系特质的表述

Change Your Brain,
Change Your Life

- 我们拥有很多美好的回忆。
- 我们一起做些开心的事情吧。
- 我接受你的道歉。我知道那一天你很不好过。

- 我们做朋友吧。
- 我觉得你很性感，我们做爱吧。

消极边缘系统关系特质的表述

Change Your Brain,
Change Your Life

- 不要用那种眼神看我。
- 我太累了。
- 你自己去睡吧，我睡不着。
- 我不想听到你的道歉，你就是想伤害我。

- 我能回忆起来的都是些不好的时光。
- 让我自己待着吧，我对性不感兴趣。
- 我不喜欢和其他人相处。
- 我对任何事情都不感兴趣。

伴侣存在边缘系统异常时，另一方可能的表述

Change Your Brain,
Change Your Life

- 她太消极了。
- 她总是看到事情中消极的那一面。
- 她总是从不好的方面去理解事情。
- 她失眠。

- 他经常很忧郁。
- 他不喜欢和别人相处。
- 他性冷淡。
- 我们很少有开心的事情。

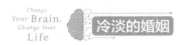

莎拉的边缘系统给她的亲密关系带来了明显的消极影响。她和乔已经结婚5年了。这对夫妇均在外面工作，还没有孩子。每天下班之后，莎拉总感觉筋疲力尽。她总想自己待着，什么也不想干。除了每个生理期最初的一两天之外，她对性也没什么兴趣。莎拉还总是喜欢什么事情都往坏处想。乔抱怨他们的关系缺少亲密感。对于莎拉的性冷淡，乔感到非常不舒服。他觉得莎拉太过消极，两个人之间缺乏交流也让他觉得很孤独。乔努力想去和莎拉讨论这个问题，但是莎拉总认为自己没什么问题，是乔对自己的要求太高了。于是，乔决定见我。他说："我想在看到离婚协议之前，看看我还有没有什么能做的。"我鼓励他带莎拉一起来见我，以便于我能够更好地了解莎拉的情况。莎拉承认自己长期以来一直觉得很疲惫、透支、消极悲观。她说，自己的性驱力比较少，所以自己注定是这样生活的。当她还在青春期的时候，就曾经经历过严重的抑郁。她的母亲也是一个忧郁沮丧的人，她的父母在她5岁的时候就离婚了。我向莎拉解释了她边缘系统存在的问题，以及这些问题和她的抑郁症之间的关系。然后，我给她开了威博隽锭口服剂（安非他酮）来治疗她的抑郁，同时也给这对夫妇进行了婚姻咨询。两个月过后，莎拉感觉好多了。她的精力比以前充沛得多，能够更好地专注于各种事物，她还觉得自己和以前相比可以更好地应对人际关系了。此外，她的性驱力增加了，在性方面也能享受得更多了。

☀ 基底神经节关系特质

当基底神经节功能正常的时候，人会表现得冷静和放松。这样的人对各种事情会往好的方向预期，面对未来也会积极乐观。他们的躯体感觉很好，能够自由地表达和满足性需求。他们不会表现出各种异常的躯体化症状。他们可以轻松地生活，活泼、快乐而性感，并且容易被异性吸引。他们有能力通过高效的方式来应对各种人际冲突。

当基底神经节过度激活的时候，人会表现得焦虑、恐慌、恐惧和紧张。他们会关注未来可能发生的消极的事情，并关注未来哪些地方可能会出现问题。他们用恐惧的心情过滤外界传来的信息，很少轻信他人是善良的。他们可能会出现头痛、背痛以及其他各种躯体化症状。他们对性方面的兴趣很低，因为躯体被紧张感紧紧地包围住了。他们也没有足够的生理上或情绪上的能量去体会性方面的感受，他们总是倾向于回避性行为。他们大部分的记忆都被焦虑或恐惧所占据。他们也会让别人因为自己投射出的焦虑和恐惧而感到筋疲力尽。

积极基底神经节关系特质的表述 Change Your Brain,
Change Your Life

- 我知道一切都会好起来的。
- 如果有困难我会讲出来，我不会让问题变得更糟。
- 我平时觉得身体很轻松。
- 在新的情境下，我通常都能保持冷静。

消极基底神经节关系特质的表述 Change Your Brain,
Change Your Life

- 我知道这样下去肯定不行的。
- 我太紧张了。
- 我被吓坏了。
- 我太害怕会带来什么麻烦了，我努力避免出现什么问题。
- 我都难以呼吸了，我觉得非常焦虑。
- 我没法和伴侣做爱——我有头疼症（或者是胸痛、后背痛、肌肉痛等）。
- 你会做出伤害我的事情的。

伴侣存在基底神经节异常时，另一方可能的表述

- 她太焦虑了。
- 她太紧张了。
- 他总是考虑可能出现的最坏的情况。
- 她总是抱怨身体不舒服（头痛、胃痛等）。
- 他难以处理人际方面的冲突。

- 他神经太敏感了。
- 他太在乎别人怎么想了。
- 她无法积极地解决问题。

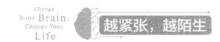

越紧张，越陌生

赖安是一个神经高度紧张的人。他总是倾向于看到情况中最坏的那一面，而且总是预计事情将来会失败。他非常焦虑、紧张，并且常常抱怨自己头痛、背痛以及肌肉紧张。他和贝茜结婚已经 15 年了。他们刚结婚的时候，贝茜像母亲一样照顾他，抚慰他的各种疼痛，安抚他的恐惧和消极情绪，这让贝茜觉得自己是被需要的。然而，随着时间一年一年地过去，贝茜开始对赖安的牢骚、抱怨感到厌倦了，尤其是在没什么可担心的情况下他也总是焦虑不已。赖安的焦虑和躯体上的疼痛问题开始伤害他们的关系，贝茜也觉得非常孤立和寂寞。她开始变得激动易怒，不那么体贴，并且开始和赖安保持距离。眼见着两个人关系中的爱意越来越少，贝茜决定找到我来诊断一下他们之间到底出了什么问题。对于贝茜安排这次约谈的决定，赖安非常愤怒。他抱怨说他们没有钱，心理咨询是没用的，他的问题是源于生理上而非心理上的（实际上他说对了，确实是生理上的，这是属于基底神经节方面的问题），而且所有的精神科医生都是疯子。

当我第一次见到赖安和贝茜的时候，我就很清楚地意识到赖安存在着基底神经节过度激活的问题了，这正是影响他们亲密关系的罪魁祸首。当我向赖安

207

解释了行为和大脑生理层面问题的联系之后，他的心一下子放松多了。我辅导这对夫妇进行有效的沟通，并让他们学会如何设定目标，同时我还鼓励赖安对自己的问题进行自我治疗。我指导他如何消除面对未来时所产生的消极思维（他的情况非常严重）。我对他使用了脑电生物反馈训练，教他如何去温暖自己的双手，放松肌肉，以及如何进行腹式呼吸。我还教他进行自我催眠。赖安学东西非常快，很快就掌握了调节基底神经节的方法。他不再把贝茜看成自己的医生了，他开始和自己的临床医生一起讨论自身的躯体化症状，对未来也能够给出积极的预期，而不再充满恐惧了。赖安的基底神经节问题一经解决，针对两个人的婚姻咨询也变得更为有效，进而他们的婚姻状况也大为改善了。

☀ 前额叶关系特质

当前额叶功能正常的时候，人们能够很好地执行导向目标的行为，有效管理自己的语言和行动。他们会在说话前先考虑好自己要说什么，能够让自己所讲的内容积极地去推进所要实现的目标，不会自相矛盾。他们还能够在做事情之前考虑清楚要做什么，他们会让行为和目标一致。他们能够从失败中吸取经验和教训，让自己不会一遍一遍地犯相同的错误。此外，他们能够很好地和他人进行交流，能够完成大大小小的工作任务和家庭琐事，能够有条理地组织规划自己的行动。他们还会安静地休息，并可以准确地表达自己的感受。他们不喜欢人际冲突、紧张和混乱的状态。

当前额叶激活水平下降的时候，人们在说话做事的时候会很冲动，因此也会经常出现严重的行为问题，比如没过脑子就说出了一些伤人的话。他们只关注眼前的事物，只关注此刻想要什么，难以延迟满足。他们难以从失败中总结经验教训，还会在今后的生活中犯同样的错误。他们在倾听方面同样存在问题，因为他们很容易分心走神。对他们来说，表达和感受想法很困难，他们的伴侣也会抱怨他们不会交流和沟通。让前额叶激活不足的患者安静地坐着往往是一件十分困难的事情。他们表现得过度活跃并且烦躁不安。此外，他们对噪音、气味、光线和触觉上的刺激也非常敏感。无论大事还是小事，他们都难以持续地执行某项工作并最终完成它。迟到对他们来说也是家常便饭。还有，很多前额叶功能异常的患者会无意识地倾向于寻求冲突，否则，他们就会自己制造麻烦。我把这种倾向称作"让我们来找麻烦吧"。他们还喜欢寻求刺激，或者放纵自己做一些可能让伴侣不愉快或者害怕的行为，比如高速驾驶、蹦极、与陌生人打架等。

积极前额叶关系特质的表述 Change Your Brain, Change Your Life

- 你对我来说是很重要的人。我们今晚做些什么吧。
- 我爱你。我真高兴我们能在一起。
- 我喜欢听你说话。
- 我们的约会，我一定会准时赴约的。
- 我们一起把家务做了吧，这样我们可以有更多的时间在一起。
- 我不喜欢争吵。我们先冷静一下，然后 10 分钟之后再回来解决这个问题吧。
- 我过去犯过这样的错误。我不想再出现同样的问题了。

消极前额叶关系特质的表述 Change Your Brain, Change Your Life

- 我不过就是迟到了半个小时。你至于为这点事这么生气么？
- 如果你不想超支，那就自己去干吧。
- 我晚些再去做吧。
- 我发现我很难听你说话。
- 你继续说吧，我一边看电视一边听你说。
- 我不知道怎么表达自己的感受。
- 当我努力去表达情感的时候，我发现大脑中一片空白。
- 我不是故意出现这个问题的（比如超支、在聚会上让你难堪、给出刻薄的评价等）。
- 我就是做不到安安静静地坐着。
- 这些噪音吵死我了。
- 我总是分心（在倾听、做爱、娱乐等的时候）。

● 我现在就要答案。

● 我现在就要得到。

● 我真对自己恼火，这个错误我犯过太多次了。

伴侣存在前额叶异常时，另一方可能的表述 Change Your Brain, Change Your Life

● 他很冲动。

● 她说话经常不过大脑，而且她总是打断别人说话。

● 他没有把注意力放在我身上。

● 她不会让我完整地说完意见。她说如果有什么想法在她脑子里，她就必须马上说出来，要不然就忘了。

● 他晚上一定要整宿开着电扇才能睡觉。我要疯了。

● 她经常没来由地提一些令人不愉快的事情。

● 他总是跟我挑衅。

● 她做爱的时候总是分心。

● 他经常会戏弄动物，这让我很生气。

● 她很难安静地坐着。

● 他做事情总是半途而废，很难做完一些事情。

● 她经常迟到，或者总是在最后一分钟匆匆跑来。

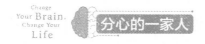

分心的一家人

瑞利和琳达根据他们的婚姻咨询师的建议找到了我进行治疗。他们的三个孩子中有两个被诊断患有注意力缺陷障碍，而他们的咨询师怀疑瑞利也患有同样的问题。虽然瑞利经营着一家很成功的餐馆，但他还是整日闲不下来，烦躁不安，做事冲动，也非常容易分心。因为工作效率不高，他每天在工作上需要花费大量的时间，同时他的雇员也经常出现问题。因为他总在冲动之下雇用员工，没有进行足够的筛查挑选。去进行婚姻咨询是瑞利提出来的，因为他看到自己的妻子正在逐渐地远离自己。他对咨询师说，他的妻子长期性的应激、疲惫，并且很愤怒。"她不再是我当年娶的那个女人了"，他这样对咨询师说道。

当我和这对夫妇进行第一次会谈的时候，琳达很清楚地告诉我，瑞利所讲的这些都是真的，她的确变了。这对我来说是一个非常常见的故事，她之所以会嫁给瑞利是因为瑞利幽默，做事主动自觉，敢冒险，同时工作非常积极。而现在，她觉得生活已经远离自己了。她那两个患有注意力缺陷障碍的孩子确实是很重的负担，但是她很难从瑞利那里获得什么支持或帮助。她说："当他在家里的时候，他也不会和我待在一起。他总是在忙那些还没做完的项目。我好不容易让那些孩子老实下来了，他又总是把他们给挑逗起来。而且我很难让他把注意力放到我的身上，他总是停不下来。如果我想和他说些什么，就不得不跟着他满屋子转。"需要补充一点的是，瑞利曾经有过几次金融业务上的错误决策，导致他们的家庭虽然有一家经营良好的餐馆，却仍然背负着不少债务。在他们开始进行婚姻咨询之前的几年，瑞利曾经出过一次轨，从此琳达就觉得无法信任他。她感到孤立、寂寞和愤怒。

毫无疑问，瑞利患有注意力缺陷障碍。当他还是个孩子的时候，就整天闲不下来、冲动、过度活跃，并且做事没有条理。尽管他很聪明，但他在学校的表现却很不好，最终仅仅完成了高中的学业。长期生活在一个充满注意力缺陷障碍患者的家庭里，这带来的生活压力让琳达的性格也逐渐发生了变化。她从一个轻松、快乐的女人变成了一个抑郁、愤怒和内向孤僻的人。必须要让一些事情有所改变，我给瑞利开出了阿德拉，这是一种大脑兴奋剂类药物，可以帮助他更好地进行思维、集中注意力，并且提高工作效率。我鼓励这对夫妇继续他们的婚姻咨询治疗，以帮助他们治愈过去生活中带来的创伤。我还参与了对他们孩子的治疗，保证他们给孩子服用药物的剂量是正确的，同时指导瑞利和

琳达采用正确的策略影响他们的孩子。因为瑞利和琳达的争吵对孩子有不良的影响。我还鼓励琳达服用圣约翰草来帮助她的边缘系统恢复正常。4个多月之后，这对夫妇的关系奇迹般地大为好转，甚至他们的孩子也注意到父母的关系和以前很不一样了。

☀ 扣带回关系特质

当扣带回功能正常的时候，人们能够轻松地转移注意力。他们表现得有灵活性和适应性。在困难的情境下，他们可以看到问题的多种解决方案。通常情况下，他们能宽恕他人的错误，并且不会一直纠结于过去的伤害。他们会去寻求他人的帮助，但不会强硬地去控制局面。他们倾向于对前景持有积极乐观的态度，看到的是有希望的未来。他们能够和上下级都保持良好的关系。

当扣带回过度激活的时候，人们会卡死在一些念头上面，对这些念头反复地想个没完。他们会很记仇，一直记着过去所受的伤害，也不肯原谅那些让自己受伤的过错。他们表现得不灵活、强硬、认死理。他们希望事情都按照他们的要求发展，否则他们就会非常不舒服。他们很难应对环境的变化，也喜欢争执和与他人作对。

积极扣带回关系特质的表述

Change Your Brain,
Change Your Life

- 这样没问题。
- 你觉得这么做怎么样？
- 让我们彼此配合吧。
- 这是过去的事情了。

- 我能根据这种情况进行调整。
- 让我们合作吧。
- 你想做些什么呢？

消极扣带回关系特质的表述

Change Your Brain,
Change Your Life

- 你很多年前伤害过我。

- 我不会原谅你的。

- 不会再像以前一样了。
- 我经常很烦恼。
- 我总是纠结在这些不好的想法上。
- 按照我的方式去做。
- 我难以改变。
- 这是你的错。
- 我不同意你的观点。
- 不。不。不。
- 我不会做这些的。
- 我不想做这些。
- 我对你有很多意见。
- 天底下我最恨的就是你。
- 这些情况永远都不会改变。

伴侣存在扣带回异常时，另一方可能的表述 Change Your Brain, Change Your Life

- 他什么都不肯原谅，也不会让事情就这么过去。
- 她会提起好多年以前的事情。
- 所有的事情都要按照他所希望的方式去做。
- 他从来不会道歉。
- 她会一直记着那些让她怨恨的事情。
- 他总是放不下。
- 她太强硬了。
- 如果事情做得不够完美，他就会觉得这件事一点儿都不好。
- 我不会帮助她，因为我必须完全按照她的方式来做这件事，否则她就要失去理智了。
- 我说的每一句他都要和我争论。
- 她就是要和我对着干。
- 他不喜欢尝试新鲜事物。

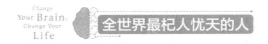

Change Your Brain, Change Your Life **全世界最杞人忧天的人**

　　罗丝和拉里结婚已经 22 年了，而他们的关系出现问题已经有 21 年了，我是他们的第六任婚姻咨询师，他们是非常难以治疗的一对夫妇。拉里曾经在旧金山听过我在一个关于儿童酗酒的会议上的演讲。他说，当我讲到有关扣带回问题的时候，他觉得我就是在讲他妻子的问题。他把我演讲的录像带拿回家给他的妻子看。罗丝看到我所讲的那些因为大脑存在异常而出现问题的伴侣的时候，意识到自己也存在着类似的情况，并因此瞠目结舌。罗丝成长在一个酗酒的家庭之中。在青少年时期，她自己也存在着酗酒和吸食大麻的问题。成年之后，她还经常会抑郁症发作。而导致她的婚姻出现问题的更为严重的因素，是她的执着和顽固：她要求一切事情都按照她的方式来做，否则她就会发怒。

按照她丈夫的说法，罗丝就是"全世界最严重的杞人忧天者"。她的房子看上去很完美。"房子干净到总统可以随时前来视察，"她的丈夫说道，"我不明白为什么她要做这么多的清洁工作。我们也不是很脏的人啊。"她还很记仇。过了好多年的事情也还会被她一次又一次地提及。如果她喜欢一个人，她会是一个绝佳的朋友；如果一个人用不恰当的方式和她产生了摩擦，她就会把这个人列入黑名单，然后对这个人的愤怒永远也无法消除。她已经有 18 年没和自己的母亲说过一句话了，而这仅仅是因为某个圣诞节上的一次小小的争吵。罗丝从来不会为自己的所作所为道歉。她会反对一切拉里想要做的事情，他们还会经常为一些无谓的事情争吵。拉里说："我们就是为了争吵而争吵。"性生活则成了一种煎熬。拉里要把一切都安排得恰到好处，两个人才会亲热。"要是我直接要求的话，那就只能等着上帝来救我了。"拉里说。

当我问拉里为什么要坚持这种夫妻关系的时候，他说他自己也不知道。他成长于天主教家庭，并觉得坚持这份婚姻是他的责任。他从工作中获得满足感，并且把越来越多的时间用在工作上。此外，他觉得罗丝也很疲惫，但她总是会安排好婚姻咨询的时间，并且承诺不会离开他。让我感到惊讶的是，居然一直都没有人送罗丝去看精神科医生。之前没有任何一位咨询师考虑到拉里和罗丝的问题其实是由于罗丝大脑存在问题所导致的。这些咨询师都希望从行为层面

去帮助这对夫妇，但是就没有人考虑过控制着他们各种行为的硬件是否还工作正常。

在开始尝试解决这对伴侣的问题之前，我想先看看罗丝的大脑是如何工作的。结果正如我所料，罗丝的扣带回出现了非常严重的过度激活，其程度几乎是我见过最严重的了。这么一来，她在注意力转移方面存在的问题就一点儿都不奇怪了。她大脑的换挡器卡死了，这让她无法使自己的思维转移到新的角度和想法上，也难以在不同的想法之间进行切换。我给她开了舍曲林作为处方药物，用来治疗她的心境障碍和注意力转移方面缺乏灵活性的问题。同时，我告诉了他们罗丝在大脑层面存在的问题，以及这个问题如何影响了他们的亲密关系。我还告诉他们扣带回的功能，和扣带回出现问题后会产生怎样的影响，以及针对扣带回问题的治疗方法。此外，我还通过婚姻咨询和他们一起用一种新的视角来看待他们过去的种种问题，并治愈他们记忆中的伤痛。

经过了 4 个月的药物治疗和婚姻咨询，他们的情况好转了很多。他们可以开开心心地在一起生活。拉里能够直接地向罗丝提出性方面的要求，而不用再害怕被拒绝。他不用再陪着罗丝去做"扣带回游戏"了。他在家待着的时间越来越多，因为家里的氛围开始变得轻松了。而罗丝则和她的母亲和好了。罗丝服用了 3 年舍曲林，之后开始慢慢停药。当某些问题再次出现的时候，她便通过服药加以控制。

☀ 颞叶关系特质

当颞叶功能正常的时候，人们的情绪会表现得稳定。他们能有效、清楚地加工和理解他人所说的话。他们能够正确地从大脑中提取出合适的词句用以和他人进行对话和交流。他们能够准确地理解他人的情绪状态，也能很好地控制自己的脾气。他们能够正确地提取记忆，因此，他们有着良好的自我认同和对自我经历的认知。

当颞叶存在功能异常的时候，人们在记忆方面可能会出现一些问题。他们无法清晰地提取出个人过去的经历，无法获得自我认同。他们的情绪往往不稳定，可能会喜怒无常，并且常常愤怒。他们会经常产生带有暴力性的思维，并且用一种充满攻击性的对话方式来表达他们的挫败感。他们经常会错误地理解事物，表现得有一些偏执。他们有些时候还会沉浸在空虚感之中，或者误解别人对他们所讲的事情。

积极颞叶关系特质的表述 Change Your Brain, Change Your Life

- 我记得你让我做些什么。
- 咱们交往的经历，我都记得很清楚。
- 我感到心境稳定和平静。
- 我能够找到合适的词来描述我现在的感受。
- 我总是能知道别人在什么时候开心、什么时候伤心、什么时候恼火或者无聊。
- 我能够很好地控制我的脾气。
- 我的记性很好。

消极颞叶关系特质的表述 Change Your Brain, Change Your Life

- 我回忆事情很费劲。
- 我很健忘。
- 我总是很容易就变得愤怒，我真是个坏脾气的人。
- 我的心境经常会反复无常。
- 我脑子里总会出现很多可怕的暴力想法。
- 我阅读东西很困难。
- 我经常误解别人对我说的话。
- 我对于别人的想法总是很敏感，或者总感觉别人在议论我。
- 我总是误解别人面部表情的含义。
- 我在和别人说话的时候，常常找不到合适的词来表达自己的意思。

伴侣存在颞叶异常时，另一方可能的表述　　Change Your Brain, Change Your Life

- 他会在行为上或言语上表现得非常具有攻击性。
- 她的情绪很不稳定，总是发脾气。
- 他的记性很不好。
- 她总是错误地理解某个具体的情境。
- 他总是无缘无故地不高兴。
- 她会用错误的方式去理解某件事情。
- 他很容易精神恍惚。
- 她难以通过阅读或者听从指示来了解要做什么事情。你必须得示范给她看。

唐和谢莉结婚才 4 年就去求助婚姻咨询师来解决他们之间的问题了。唐在性格脾气方面有着非常严重的问题。他曾经 3 次对谢莉施暴，并且因此被法院起诉。其中一次他喝得很醉，而另外两次他完全没有喝酒。谢莉的家人和朋友都觉得她坚持和他在一起一定是疯了。谢莉则说她爱着唐，并且希望他们的婚姻可以继续。当谢莉想到继续和唐在一起的时候，她感到很害怕；但是当考虑要离开唐的时候，她又会感到非常伤心难过。不过她知道，无论如何，现在他们之间的暴力必须终止。每次伤害了谢莉之后，唐都会觉得非常歉疚。他每次都会痛哭失声，看上去真的很难过。当他们的婚姻咨询师了解到唐 17 岁时曾经在一次摩托车事故中遭受了严重的脑外伤后，就建议他来找我进行诊断，并将结果作为对唐进行评估的一部分。唐和谢莉看上去确实深爱着对方。对于自身表现出来的问题，唐自己并没有什么很好的解释，他说他从来没有想伤害谢莉的念头。他说："我只是控制不了自己。"我发现唐经常会去注意阴暗的地方，也常常会表现出空虚茫然的神态。他经常找不出合适的词语来表达感受，而且他非常健忘。他

很情绪化，容易愤怒，情绪不稳定，喜怒无常，还经常会出现异常的似曾相识感。唐经常会错误地理解事情，并且总觉得很多人要害他。

在那次摩托车事故中，唐因为要避开一头鹿而急转弯，摔倒后撞到了头盔的左侧。他的头盔连同他自己摔出去了将近 25 米。我相信唐的额叶存在问题（很可能是在左侧），而这个假设在随后的脑成像检查结果中得到了验证。我给唐开出了卡马西平作为处方药，用来稳定他左侧颞叶的活动。在开始服药的 3 周之内，他说自己变得更加冷静，很少会感到愤怒，而且也不那么容易激动了。他说："现在要让我生气可不是那么容易的事情了。"谢莉则立刻感觉到生活和以前不一样了。"他比以前要放松。他现在很冷静，比过去更加成熟稳重，不会再像以前那样被各种事情搞得很生气了。"他们的婚姻咨询师继续对他们进行了几个月的治疗，指导他们在新的情况下，如何更好地去理解和宽容对方。

我还要指出，我们必须记住，没有任何理论规定人们只会出现一种大脑问题。对那些大脑问题最为复杂、最为棘手的伴侣来说，可能夫妻双方都在多个神经系统中存在问题。最关键的是，要在考虑伴侣间关系问题的时候，首先考虑到可能存在大脑层面功能异常的情况。

亲密关系问题中大脑异常的治疗方法

本章中所讲述的内容包含了一个重要的观点：很多伴侣之间发生的这样那样的矛盾并非是他们主观意愿导致的，而是他们潜在的大脑活动模式异常影响了他们的亲密关系。很多时候，药物治疗可以减轻这些大脑功能异常带来的影响。对于治疗各个大脑功能系统应该使用的药物处方，我们已经在各个大脑系统的治疗方法等相关章节中进行了讨论。我曾经看到很多伴侣的关系的确在药物的帮助下被挽救回来了。下面是使用药物治疗来改善伴侣关系的一些附加建议和提示：

1. **需要注意所使用的药物药效消退的时间，不要在药效消退的时候产生矛盾和冲突。**一些药物，比如兴奋剂类药物便有明确的生效时间。如果药效在晚上 8 点的时候开始消退，那么就不要在晚上十点半讨论一些情绪性的话题。对于药效在一天之中的起落循环应该保持足够敏感。

2. **要注意药物在性方面的副作用。**很多用来治疗大脑异常的药物可能会对患者的性功能和性欲产生影响。一些加强大脑中 5 - 羟色胺的药物，比如百忧解、帕罗西汀、舍曲林、安拿芬尼、郁复伸和无郁宁等，会导致性欲下降或者获得性高潮能力的下降。如果这种情况确实发生了，你的医生可以用一些其他的方法来消除这类问题，比如通过添加银杏制剂或者抗抑郁剂安非他酮来进行治疗。所以你需要和医生讨论这些问题。同时，你也要让你的伴侣了解你所服用的药物存在着这些副作用，而不要让对方觉得这是你的个人问题。

3. **如果必须使用药物，那么一定坚持服药。**太多的人会尝试药物治疗，但如果药效没有立刻显现出来的话，往往又会过早地停药。有些时候，需要长时间服药，其效果才能较好地显现出来。你一定要有耐心。

很明显，药物治疗只是解决问题众多方法中的一种。基于我的工作经验，我已经开发了很多有效的非药物治疗方法，可帮助伴侣们解决他们大脑层面的问题。我把这些方法按照我们讨论过的不同神经系统进行分类。当然，在不同的神经系统中，这些治疗方法会有一些重叠，但我觉得这种分类方式对于解决伴侣之间的问题是有意义的。下面提到的"自我"治疗方法，针对的是大脑存在异常的一方，而"伴侣"治疗方法则适用于亲密关系中的另一方。

☀ 边缘系统的治疗方法

你自己要做到：

1. **两个人花更多的时间在一起。**待在一起，对于一切的人类关系都是必要的。你们在一起的时间越少，你们之间的纽带或者边缘系统的连接就会越少。

2. **让自己散发好闻的气味。**选择并使用你的伴侣喜爱的香水。边缘系统可以直接参与对嗅觉的加工，好闻的气味可能对你们的关系产生积极的影响。

3. **构建积极的回忆。**关注你们彼此都很开心的时光。边缘系统存储着各种情绪化的记忆。当你关注关系中消极的一面时，你们会觉得彼此更加疏远；而当你关注关系中积极的一面时，你会觉得两个人联结得更加紧密。

4. **爱抚。**爱抚是一种治疗方式，伴侣们需要对方的手在自己身上抚摸。无论抚摸和性是否有关，抚摸对于亲密关系都非常重要。其中最为可能的原因是抚摸可以降低边缘系统的活动水平，使心境更加平和。

5. **消除自动的消极想法。**自动的消极想法会侵害并毁掉两个人的关系。不要去相信你脑子里的每一个想法。尽量去关注那些对你的伴侣积极、振奋人心、有意义的想法。这会让你的大脑功能得以改变，也能逐步改善你们的关系。

对待伴侣要做到：

1. **不要让你的伴侣孤立自己。**虽然自我孤立是抑郁症患者很自然的表现，但这会让情况变得更糟。你需要鼓励你的伴侣活跃起来，并且多和你待在一起。

2. **抚摸你的伴侣。**揉揉背，抚摸肩膀或手，可以很好地让感到孤独的人获得安慰。接触对于亲密关系非常重要。

3. **如果你的伴侣性欲低下，不要将此归咎于他的个人问题。**一般抑郁会伴随着性功能出现问题，坚持帮助他寻求治疗。

4. **在做家务、带孩子等方面帮助你的伴侣。**通常情况下，边缘系统的问题伴随着精力下降和注意力难以集中等状况。你的伴侣可能觉得筋疲力尽而需要你的帮助。很多人可能未能很好地理解这种情况，而一味地指责对方，从而让情况变得更糟。你的伴侣需要理解、爱和支持，而不是你的批评和指责。

5. **如果边缘系统的异常影响到了日常生活，那么请带着你的伴侣去求医。**一般来说，边缘系统的问题比较容易治疗。

6. **自己要保重。**和一个抑郁的人结婚是一件有压力的事情，要花精力给自己加油。

☀ 基底神经节的治疗方法

你自己要做到：

1. 消除对未来的错误信念。总是预言未来会失败、痛苦或者不开心，会使两个人的关系遭到破坏。清晰而正确的信念对两个人的关系是必要的。不要去相信你脑子里面冒出来的一切想法。

2. 对未来做出最好的预测。以积极乐观的态度去看待未来是生活幸福的关键。你的思维会帮助你实现你所能预见的未来。基底神经节存在异常的患者会对未来持有最糟糕的预见，而他们的思维随后会帮他们将所预见的不幸未来变成事实。要和自己的这种预见倾向斗争。当你看到在关系中有好的事情发生的时候，就要想方设法让这些开心的事情更多地发生。要寄希望于最好的一面。

3. 控制自己的呼吸。焦虑、紧张和失控的行为发生之前，往往会出现浅而快速的呼吸。当你在焦虑或紧张之下回应你的伴侣时，先深吸一口气，屏住呼吸 3 秒钟，然后慢慢地呼出来（用大约 5 ~ 8 秒的时间呼气）。三四次深呼吸之后，你的大脑将充满氧气分子，你会感到更加放松，同时也能更好地做决定。

4. 处理冲突。有效地处理好冲突是维持关系健康的关键。如果两个人试图掩盖他们的问题，或者放弃去解决冲突，那么焦虑、紧张或破坏性的行为就可能出现。发展出有效地协商解决冲突的技巧对亲密关系非常重要（请参见基底神经节治疗方法章节）。另外，一定要通过亲切友好和互相尊重的方式来处理冲突。

对待伴侣要做到：

1. 帮助你的伴侣看到事情中积极的一面。帮助他预见事情好的方向，而不是坏的方向。跟他一起努力克服在预测未来时的自动的消极想法。

2. 不要因为你的伴侣表现出来的焦虑和对未来消极的预测而生气。通过温柔的话语或抚摸来安慰他。

3. 让你自己的呼吸平静，从而帮助控制伴侣的呼吸节奏。很多时候人们会无意识地去模仿伴侣的行为。如果你的呼吸是缓慢而均匀的，那么你的伴侣也更可能放松地呼吸，从而无意识地从焦虑状态中平静下来。

4. 鼓励你的伴侣用有效的方式来面对你们之间的冲突。

☀ 前额叶的治疗方法

你自己要做到：

1. **聚焦于你的需求。** 对双方需求的清晰聚焦对你们的关系非常必要。很多从我这里接受治疗的伴侣都进行过一种叫作"两分钟聚焦陈述"的练习。这个练习，是在一张纸上写下来他们在关系的各个方面希望达到的目标，包括交流沟通、在一起的时间、金钱问题、工作问题、养育问题和性方面的问题等。然后，他们要将这张纸贴到他们每天都能看到的地方，并且要每天去读它。这可以帮助他们的行为始终在正确的轨道上。

2. **关注伴侣让你喜欢的那些方面，而不要关注你不喜欢的那些方面。** 这可以鼓励你的伴侣产生更多积极的行为。你可以想一下你是如何训练宠物的。你是会在它们做错的时候打它们（这样无法训练出什么来，只会让它们躲着你），还是会在它们做对的时候去表扬它们呢（这可以鼓励它们产生更多合适的行为）？关注你所喜欢的那些方面，能够增加你获得它们的可能性。很多患有前额叶问题的伴侣总是去寻求冲突，找很多问题和麻烦，并将此作为大脑的兴奋剂。他们会很自然地去关注麻烦而非好的方面，而这些麻烦会让他们更加伤心难过，并且在无意识中给他们的大脑类似兴奋剂的刺激。关注关系中的消极行为只会把你的伴侣赶走。这些消极的内容会毁掉你们的关系。

3. **积极的刺激是有帮助的。** 前额叶的问题会让人们去寻求刺激，找到新的、令人激动的、刺激性的经历来保持你们关系的新鲜感是非常重要的。一起做一些新鲜的事情，比如分享一些爱好，一起去一些新的地方或者尝试新的性体验等。

4. **要学会说"对不起"。** 承认错误并且道歉对维持健康的关系非常必要。当前额叶无法正常工作的时候，人们无法有效地管理自己的行为，他们可能会在冲动之下说话或做事。这样的时候，认真道歉并让你的伴侣感受到你的歉意非常重要。然而不幸的是，很多人都不擅长道歉，而总是一味地辩解。要学会道歉，并对自己所犯的错误负责。

5. **说话或做事之前仔细考虑一下你要说或者要做的。**仔细和事先的考虑对健康的亲密关系非常重要。当你在一段关系中要说什么或者要做什么的时候，先问问自己，你要说的或者要做的和你希望这段关系达到的目标方向是一致的还是背道而驰的。你的行为对你们的关系是有帮助的，还是有伤害的？要学会管理自己的思维和行动。

对待伴侣要做到：

1. **不要成为他的利他林。**因为前额叶异常的人会主动寻求刺激，所以很多人会无意识地选择使用消极的方式去寻求刺激。他们自己也没有意识到他们正在使劲地让你伤心难过。他们希望听到你的叫喊。而对你来说，最重要的一点就是要理解这种情况，并且努力让自己保持行为上的冷静。你可以做一切你所能做的，让自己不要变得大喊大叫或者情绪化。当你觉得自己就要忍不住发作的时候，可以做一次深呼吸，或者中断你们之间的交流，直到你能让自己的情绪和行为重新在可控制范围内。

2. **关注积极的方面。**你要改变自己的行为，让自己更多地关注对方身上你所喜欢的方面，而不是你不喜欢的方面。很多前额叶活动异常的患者都存在低自尊的情况，他们非常需要从自己所爱的人那里获得鼓励和各种积极的评价。

3. **帮助你的伴侣做事时更加有条理。**做事无条理通常是前额叶功能障碍患者的一个重要特征。与其对他那些无条理的问题不停地抱怨，不如帮他在做事情方面更加有条理性，前提是得到他的允许。

4. **预约治疗，并带着你的伴侣去看医生。**通常，前额叶功能方面的问题会伴随着出现健忘、拖延和否认等不良的行为表现。尽管很多时候你的伴侣已经明显表现出了需要医疗帮助的迹象，但是真正的求治仍可能会被拖延很多年。专业的治疗能够使这类问题更好地得到解决。我经常看到有人带着自己的爱人前来治疗。不要等到你的伴侣自己去有意愿改变时才去就医，那样你可能会等很多年。

5. **如果你的伴侣必须进行药物治疗，那么请帮助他记得吃药的时间和剂量。** 不要用不谦逊的口气来提醒，比如说："你吃过药了么？你的表现有些不对劲了。"你可以用温和的语气（并非讽刺的口气）去提醒你的伴侣，或者帮助他建立一些提示系统，比如每周的服药记录或者日历等。

☀ 扣带回的治疗方法

你自己要做到：

1. **注意你在什么时候会出现思维卡死的情况，这是阻断消极思维循环的第一步。** 能够意识到自己反复出现的消极的行为模式，会促使你做一些改变。当你和他人就一个问题反复争吵的时候，你就应该注意到自己的思维可能卡住了，而这时你应该选择做一些自己通常不会做的事情。如果你通常的行为是反复说明自己的观点，那么这次你可以停下来说："我说完了，你有什么要说的？"然后保持安静，直到你能真正听进去对方在说些什么为止。

2. **当争执进入白热化的时候，要适时地中断。** 当你注意到事情的发展进入一个消极的"扣带回"循环的时候，你可以选择暂停一下。当你注意到自己的声音、身体，或是对话内容中出现紧张感时，想办法把心思分散到其他事情上，从当下的情境中脱离出来。

3. **不要不断地挑对方的错，这会毁掉一段关系，你必须停止这样做。** 不断挑错、就某些问题反复地抱怨，这些行为在扣带回功能异常的患者身上非常普遍。一般来说，这种情况对你们的关系会产生很严重的消极的影响。当你发现自己总是就一个问题来回诉说时，就应该努力让自己停下来。如果一个人不愿意听你说话，那么即便你去敲他的脑袋也是没有用的，而且这会让人感到极其不愉快。你需要找到新的方法平复自己的挫败感。

4. **用巧妙的技巧来解决问题。** 当你陷入到僵局的时候，将你所遇到的问题、可选的方案，和你所采用的方法写下来。将困扰你们关系的那些问题写下来，这通常会有帮助。你可以这样做：将问题写出来（比如花了太多的钱），写下来解决问题的选项和方法（少花一点儿，要有预算，把信用卡剪碎等），然后在这些选项中找到一种合适的方法。将问题写出来，可以有效地帮助你将脑子里的这些东西清理出来，不至于让脑子卡住，从而产生对关系有害的争吵和争论。

5. **一起进行体育锻炼。** 体育锻炼可以促进大脑中 5- 羟色胺的分泌，从而使你们的思维变得更加灵活变通，不会陷入消极循环中去。

6. **食用碳水化合物零食。** 碳水化合物（全麦面包、薄脆饼干、酸奶等）能够有助于改善心境，并帮助那些扣带回活动异常的人变得更加灵活变通。而低血糖则往往会伴随着愤怒和易激惹。

对待伴侣要做到：

1. **要注意到什么时候你的伴侣会出现思维卡死的情况，这是阻断消极循环的第一步。** 如果你能够意识到伴侣身上反复出现的消极的行为模式，那么你就能理解对方的情况，并给予对方真正的帮助，而不仅仅是恼怒。例如，如果你注意到你的伴侣并没有在听你说话，而是在反复地坚持他自己的观点，那么这时你可以做一次深呼吸，然后试着去倾听他所讲的内容。你必须做些什么来中断你们之间的这种消极循环，并从中走出来。

2. **当问题进入白热化状态的时候，你要暂时中断一下对话。** 当你注意到你的伴侣进入一个消极的"扣带回"循环的时候，就需要改变事情进展的节奏。如果你注意到自己的伴侣正在就同一个问题反复地诉说，或者他的愤怒正在逐步升级的时候，你要寻找某种方法让他从当前问题中分心出来或者进行一次深呼吸。正如我所讲过的，最有效办法之一，就是在事情变得白热化的时候去上趟厕所。

3. **有效地处理不断挑错的问题。** 不断挑错的行为可能是由于扣带回的过度激活造成的，而这种情况还可能因为你没能很好地倾听伴侣说话而进一步升级加重。当一个人反复地对你抱怨的时候，要让他知道你已经听进去了他讲的内容。你可以询问你的伴侣，你怎样做可以让情况变得更好。同时，要说清楚你已经听明白了问题是怎么回事，并且如果不再听到同样的话，你会很感激。你可以使用亲切友好的方式去询问，你怎么做能够让对方不再抱怨。

4. **一起进行体育锻炼。**体育锻炼可以加强大脑中 5-羟色胺的分泌，从而使你们的思维变得更加灵活变通，不会陷入消极循环中去。

☀ 颞叶的治疗方法

你自己要做到：

1. **通过一些促进记忆力的手段保持关系的新鲜感。**使用一些提醒的工具可以让你的伴侣有着完全不同的感受，可以让他感觉到你的关心，也可以让他觉得自己在你心中很重要。因为日常生活的奔波忙碌，我们经常会忽视那些对我们来说很重要的人。你可以通过提示、标记、电脑的提醒系统、备忘录等来让自己能够维持对爱人的关注。通过鲜花（可以刺激边缘系统的气味）、明信片和爱情记录等可以让你的伴侣牢记你对他的爱和关怀。存在颞叶活动异常的人需要通过经常的提示和提醒，来保持爱情在他们记忆中的位置。

2. **一起听一些好听的音乐。**音乐对人具有疗愈作用，而且往往对两个人的关系有积极的影响。正如我们已经了解的那样，音乐可以让心情变好，并提高学习和记忆的能力。请通过听好听的音乐来强化你们之间的关系吧。

3. **一起运动。**在一起进行有节奏的肢体运动可以帮助两个人保持良好关系。跳舞、牵手散步都可以提高你们的亲密程度。这些行为能够帮助增加两个人边缘系统的纽带联系，同时运动的节奏感有助于强化两个人在一起的记忆。

4. **牢记最好的时光。**要从积极的一面去建立有关你们关系的记忆。定期阅读过去的那些情书，可以在整体上保持一种对关系的良好感觉。

5. **有效地处理愤怒。**当你已经知道自己在颞叶方面存在异常，并且愤怒对你来说是非常严重的问题时，请练习一些有效控制愤怒的方法。深呼吸、纠正消极思维、清晰准确的交流沟通等都是一些有效的愤怒管理法。此外，你需要坚决地远离酒精和毒品。这些物质会加剧你的颞叶问题，使你无法控制自己的愤怒，从而会导致更严重的后果。

6. **你需要意识到自己对他人的行为过于敏感。**颞叶功能的异常往往伴随着轻度的偏执。当你觉得别人对你不利的时候，你必须打消这种想法。不要轻易相信自己脑子里冒出来的那些消极想法或感受，把这些念头都从自己的大脑中清除出去。

7. **富含蛋白质的食物可能会对你有所帮助。**通过摄取富含蛋白质的食物，比如芝士、坚果、肉类、煮老的鸡蛋等来保持血糖稳定，这通常有助于控制因颞叶功能异常而带来的各种问题。

对待伴侣要做到：

1. **不要将问题归因于个人品质。**一般来说颞叶异常的患者在关系中都会很痛苦，这是由他的消极悲观、愤怒和轻微的偏执造成的。你要帮助他认清这些症状的存在，而不是将这些归咎于他的品质。

2. **谨慎处理愤怒。**因颞叶功能异常而导致的愤怒有时候可能会失控。当你看到他的愤怒正在不断升级的时候，你要努力让你们的争吵不再升级，尤其是当对方存在物质滥用时。用温和的声音进行交谈、不时地中断一下、积极地倾听、提供一些食物等，这些方式都有可能会对伴侣有所帮助。不要在患有颞叶功能异常的伴侣身边使用具有成瘾性的物质。你对这些成瘾性物质使用得越多，你的伴侣也就越有可能去使用。如果发生这种情况，很多事情的发展就会超出你们能控制的范围了。

3. **在家里四处摆放一些富含蛋白质的零食。**

4. **如果颞叶功能异常影响到了你们日常的生活，那你就要带着伴侣去看医生。**一般来说，颞叶的问题比较容易医治。

请使用上述各种治疗方法来增加生活中的爱。是爱让我们有了活下去的意义。

什么时候找医生？如何找到呢？

什么时候应该寻求帮助

这是比较容易决定的事。我建议，当人们的态度、行为、情绪或者思维损害了他们在这个世界上获得成功的能力时，以及无论是在他们的亲密关系、工作或者生活中，当自身能力已经无法使他们完全理解或者减轻自己的问题时，他们就应该去寻求专业帮助了。

我要介绍一个案例，这个案例清楚地说明了大脑神经系统的问题如何对工作产生了影响。本恩已经处于被开除的边缘，他经常迟到、工作没有条理、健忘、无法按期完成任务，甚至还会旷工。本恩的上司一直容忍着他的这些行为，因为她认为本恩生性善良而且希望把工作做好。但是老板却想开除本恩。他认为本恩对于整个公司的纪律和士气都有着非常不利的影响。本恩的上司是我的患者。我为她治疗注意力缺陷障碍。她在本恩身上看到有很多和自己一样的性格特点。某天，她让本恩到她的办公室，她给本恩讲了自己的故事，包括她在学校的问题，以及时间管理、条理性、分心和拖延等方面的问题。她告诉本恩自己患有注意力缺陷障碍，并且通过治疗已经有了很大的好转。她说老板希望自己开除他，但是她说服了老板再给本恩一次机会。她说，如果本恩也希望改变目前的状态的话，那么她建议本恩去寻求专业帮助。本恩开始哭泣。他的经历简直就是她的翻版，他在学校表现很糟糕，不能集中注意力，混乱且没有条理、不能完成功课、学业成绩很差。他之前并没想到自己的上司会这么关心他，建议他去寻求帮助。如果是其他上司，可能早就开除他了。本恩来找我看病。他是一个典型的注意力缺陷障碍患者。通过药物和结构性心理治疗，他的行为有了巨大的改变。他的上司和公司其他高层都看到了本恩身上发生的神奇转变。公司因此省下了大笔经费，因为他们不需要开除本恩之后再重新培训一个人来接替他，而本恩则因为公司给了他一次机会，以及给了他治疗所需要的信息而深深感激。本恩肯定会一直为这家公司忠实努力地工作。

大脑系统障碍导致的心理问题会毁掉我们的生活、人际关系和事业发展。在必要的时候，我们必须寻求专业帮助。我们不能因为自尊心过强而拒绝寻求帮助。自尊心过强、太过骄傲常常会损害人际关系、事业甚至是生活本身。很多人都觉得求助就会"低人一等"。我常常对我的患者说，我在临床中发现，成功的人都懂得在必要的时候去寻求帮助。成功的商人在面对自己无法解决的问题或者需要额外帮助时，会雇用外来的咨询顾问；而失败的人则拒绝承认自己有问题，他们会把头埋起来，因为自身的问题而去责备他人。如果你的态度、行为、思维或者感受正对你在人际关系、事业或者人生中获得成功产生不利影响，那么请一定要寻求帮助。不要害羞，你应该明白自己正在做对自身有益的事。

我们中的大部分人都会出现一个或者多个大脑系统失灵的情况。有些时候，这些与大脑神经系统有关的心理症状是亚临床的（它们不会妨碍你的生活），而有些时候它们会非常严重，以致干扰到了你的正常生活。当它们影响到你的生活时，你就应该寻求专业的帮助了。

关于寻求专业帮助，我对我的患者说的最有说服力的一句话是：我常常能够帮他们获得更多的机会拥有功能健全的大脑。当他们的大脑不能很好地工作时，他们也不会生活得很高效；当他们的大脑功能得到改善后，他们的工作效率也会提高。在看了这本书中的那些脑成像图之后，当你看到一个激活水平不足的大脑和一个健康的大脑时，你肯定希望自己的大脑是健康的那个。

当你所爱的人拒绝寻求帮助时，你该怎么做

当杰瑞和珍妮最初在婚姻中遇到问题时，珍妮想要去寻求专业帮助，但是杰瑞拒绝了。杰瑞说，他不希望把自己的问题暴露在一个陌生人面前。直到珍妮威胁说要离开他，他才同意去接受婚姻咨询。最初，杰瑞列出了很多他拒绝咨询的理由：他觉得问题没有那么严重；婚姻咨询要花很多钱；所有的咨询师都是"乱七八糟"的；他不希望在咨询中被别人发现自己是个疯子。

可是，杰瑞的态度在男性当中非常普遍。很多男性在面对婚姻、孩子甚至他们自身一些很明显的问题时，总是拒绝看到问题所在。他们这种缺乏对问题的觉知和强烈的否认倾向阻止了他们寻求专业帮助，最终导致情况变本加厉，并带来更多的伤害。在杰瑞的例子中，他只有在被威胁离婚时才会选择去接受咨询。杰瑞不愿意接受咨询的另一个原因是他患有注意力缺陷障碍。在儿童时期，他被迫去接受学校行为问题咨询师的治疗。他讨厌那种与众不同的感觉，他也因为母亲让他去看医生而恨她。

很多男性仍然保留着童年时期竞争的概念：一个人必须比别人要强才行，承认自己有问题就意味着自己比别人差。因此，很多男性会一直等到全世界都发现了他有问题才会去寻求帮助。还有一些男性会感到自己肩负着家庭重任，承认自己有问题就意味着他们在某些方面是失败的。

显然，生活节奏过快使一些男性没有时间去关心身边重要的人，也没时间关心彼此的关系。当我帮助一些父亲们与丈夫们放慢生活的节奏，让他们看到什么才是对他们真正重要的事情时，他们往往能够比一开始更容易看到问题所在，并且更愿意去寻求有效的解决办法。问题并不在于他们不关心或者不在乎，而是在于他们根本就没有看见问题出在哪里。

很多青少年在面对明显的心理问题时也会拒绝寻求帮助。他们担心被贴上标签，不希望由其他成年人来评价他们的行为。

下面是一些建议，帮助那些没有意识到问题的人或者那些不愿意接受帮助的人有所改变。

1. **尝试直接说出来**。可以借助大脑生理层面的知识来解释。清楚地告诉对方，你认为哪些行为是需要注意的。告诉他现有问题的原因，可能是源于潜在的大脑功能模式异常，而这种异常是可以被调整的。向对方解释清楚他的问题是可以改善现状的——不仅仅是针对现有问题去进行治疗，而且还能优化大脑功能。告诉你的爱人，他虽然已经竭尽全力了，但缺乏建设性的行为、想法或者情绪可能会阻碍其成功。强调希望和进步，而不是缺陷本身。

2. **为你所爱的人提供足够的信息**。跟你的想法有关的书籍、视频和文章可以带来很多帮助。很多人到我这里来求诊是因为他们读了我的书，看了我制作的视频短片或者读了我写的文章。优质的信息是非常有说服力的，特别是当它们以一种积极向上的形式出现时。

3. **当你直接地说明情况并且给了他很多有用的信息后，他仍然拒绝寻求帮助时，你需要播种一些思想的种子**。播下关于寻求帮助的想法，然后经常浇灌它们。不时地提起这个想法、某篇文章或者其他有用的信息。但是，如果你提得太频繁，对方可能会反感继而不愿意去寻求帮助，他们只会对你感到不满。所以要小心，别做得太过分。

4. **维护你和其他人之间的人际关系**。人们更愿意听取他们所信任的人的意见，而不愿意接受批评者或者嘲笑者的建议。我不允许任何人说我一句坏话，除非我非常信任他。取得一个人的信任需要很长时间，这会让他更愿意接受你的建议。不要让寻求专业帮助成为你们谈论的唯一话题。要记住你应该关心对方的全部生活，而不仅仅是潜在的医疗活动。

5. **给予新的希望**。很多有心理疾病的人曾经寻求过专业帮助，但是却没有取得明显的疗效，病情甚至恶化了。要告诉他们，新的大脑成像技术能够帮助专业治疗师精确、有效地对症下药。

6. **到了一定阶段，你的努力要适可而止**。如果经过多次劝说，对方仍然拒绝寻求帮助，而且他的行为开始对你的生活产生不良影响，你就应该让自己抽离出来。维持一段不良的人际关系会对你的健康造成伤害，也会使得对方一直处于病态。事实上我见过这样的情况，即亲密者要离开自己的行为，或者是要离开的威胁能够促使人们发生改变，不论是对酗酒、物质滥用者，还是对潜在的注意力缺陷障碍或者躁狂抑郁症患者都能够起到作用。威胁要离开某个人不是我推荐的首选方法，但是有时它却是最好的方法。

7. **你要认识到，除非一个人对自己或他人构成了威胁，或者无法很好地照顾自己，你才能强迫他去接受治疗。**你只能去做那些自己该做的事情。幸运的是，今天我们已经比 10 年前有了更多可以做的事。

找到一位有能力的专业治疗师

我每周会接到三四十个来自世界各地的电话、传真或者电子邮件，人们都希望在他们所在的地区找到一个出色的专业治疗师，他们的想法要和我类似，并且也要遵循书中所列出的原则。因为这些原则仍然处于脑科学的最前沿，因此要找到这样的专业治疗师是比较困难的。但是，寻找合适的治疗师进行诊断和治疗仍然是最重要的一点。你需要完成一系列的步骤来找到那个最适合帮助你的人。

1. **找最好的治疗师。**暂时的省钱可能会让你蒙受更大的损失。适合你的专业治疗不只是会花很多钱，而且能帮助你免去很多不必要的痛苦。不要仅仅因为某个治疗师在你的医疗保险范围内就选择他。一定要寻找到最合适的治疗师。

2. **要看专家门诊。**脑科学正在高速发展，专家能够在他们的领域接触到最新的发展成果，而普通医生需要面面俱到地学习各种新知识。如果我有心律不齐的毛病，我会去看心脏病专家而不是一个内科医生。我希望治疗我的医生接诊过上百例甚至上千例我这样的病例。

3. **从非常了解你问题的人那里获取转诊的信息。**有时，心地善良的全科医生可能会给出错误的信息。我认识很多医生和教授，他们可能忽视大脑系统的问题，比如注意力缺陷障碍、学习障碍或者抑郁，并且他们不会鼓励患者去寻求专业帮助。最近我的一位患者的医生对他说："哦，注意力缺陷障碍很常见，你不需要寻求专业治疗。你只要更努力集中注意力就行了。"在寻求帮助的过程中，要多和那些可能提供给你有用信息的人接触，比如这个领域的专家、在大型研究机构工作的人、特殊问题支持团体中的人。你可以在网上查找一下医疗支持团体。支持团体中的一些成员可能接受过这个领域的专家治疗，他们能够给你关于医生的信息，比如医生对待患者的举止态度、能力、责任心和条理性等。

4. **一旦你知道了一些出色的专业治疗师的名字，你需要查验一下他们的资质。**他们应该有行业资格认证。要获得资格认证，医生需要通过一定的书面和口头测验。他们要训练自己来获得特殊的技能和知识。不要过分看重医学院毕业或者研究生毕业的背景，它们并不是唯一的因素。我曾经跟一些耶鲁和哈佛大学毕业的医生共事，他们对如何有效地治疗患者毫无头绪，而其他一些从普通院校出来的医生却非常出色，思想进步并且富有爱心。

5. **和你的医生进行一次会谈，确认他是不是你理想中的治疗师。**虽然你需要为这次会谈付一些费用，但是花时间去了解这个将要给你治疗的人是非常值得的。如果你觉得你们不合拍，你可以继续寻找其他治疗师。

6. **很多专家都会写文章、出书或者在会议上演讲。如果有可能，你可以阅读他们写的东西或者听听他们的演讲。**这可以让你对他们的人品以及能力有一个感性的认识。

7. **找到一个思想开放、先进并且愿意尝试新事物的治疗师。**

8. **找到一个能够充分尊重你的治疗师。**他会倾听你的问题，对你的需求做出回应。寻求彼此合作而信任的医患关系。

我知道，要找到一个符合所有标准并还接受过脑科学训练的专家是非常困难的，但也不是完全不可能的。你要坚持下去。合适的治疗师对于治疗来说是最关键的。

应用于临床实践的脑成像技术

任何一本普通心理学教材都会在最开始的时候便提到这么一点：作为一门科学，心理学的父亲是哲学，母亲是生理学。这一点其实非常重要，它包含了如下信息：心理学研究的根本命题来自哲学，但作为科学的心理学，在研究方法上需兼顾生理学等自然科学的技术和思路；心理活动、现象，背后的支持系统（或者按照本书使用的词语——硬件）来自于生理层面，主观的心理活动受着客观存在的神经系统、内分泌系统等的影响。如果将现代的科学心理学应用于临床的研究和实践，那么上述原则同样是适用的，即在考虑各种心理障碍的时候，不能忽视其背后的生理层面因素，因为这既有利于理解心理问题背后的机制，也有利于做出针对性的诊断和行为、认知乃至生理层面的治疗。

自 1896 年美国心理学家赖特纳·韦特默建立世界第一个心理诊所，标志临床心理学成立以来，临床心理学的思路和技术也在不断地随着心理学研究的发展而更新——从精神分析、行为疗法，到认知疗法等。可以说，人类的心理是世界上最复杂的事物之一。现代的科学心理学虽然已经发展百余年，但是心理学研究尚处于前范式阶段，研究者们对于人类心理的理解也并不统一。近 20 年来，随着脑科学研究方法的引入，心理学研究的一个新的分支——认知神经科学不断发展，并且取得了大量的研究成果，大大地更新了研究者对人类心理的理解和认识。同时，这些基于脑科学的研究思路和成果也逐渐渗透到应用心理学中。

本书的内容，主要是作者根据其通过脑成像技术获得的研究成果，对于深层边缘系统、基底神经节、前额叶、扣带回以及颞叶 5 个主要脑区的功能异常与外显的心理异常间的联系进行了讨论，并且给出了一些有针对性的治疗方法及建议。本书译者既受过临床心理学方面的训练，也参与过一些最前沿的脑功能成像研究，但是阅读此书之后，仍然感觉受益匪浅。虽然从现在看来，本书中介绍的临床心理学与脑科学方面的具体知识并非是最前沿的研究成果，但是本书作者将两者结合起来，将脑科学技术应用于临床诊断和治疗，并结合精神科治疗与心理治疗的思路非常具有启发性。本书所介绍的内容非常有助于我们理解各种心理问题背后可能存在的脑功能活动模式异常，同时让我们了解到对于生理层面的异常，药物治疗可能是一种更高效的方式。

不过就译者本人的理解来看，此处也想提醒读者一下，本书虽然介绍了很多脑神经结构与心理异常间的联系，但正如作者在序言中就指出的，这仅仅是现象层面上的相关，并非表明存在某种确定的因果关系——可能是脑功能损伤引起了行为层面异常，亦可能是行为层面的问题影响了大脑的功能，比如脑外伤引起行为变化属于前者，而物质滥用引起大脑进一步损伤则属于后者。由于每一个病例的情况不一样，所以这种脑功能与行为认知层面的交互关系可能很复杂；如果存在多个脑区的功能模式异常，还会涉及不同症状之间、不同脑区之间的交互作用。虽然现象上存在相关，但是背后的因果关系可能并不简单。因此，本书作者也指出，脑扫描并非必要的诊断手段，药物治疗亦并非总是最佳的策略。实际上，作者给出的很多治疗方法也是传统的认知行为治疗技术。了解心理问题背后可能存在的脑活动异常、有效地进行归类，可能是更有价值的内容。如果可以更好地判断病因（比如对于脑外伤造成的问题，显然是生理层面原因造成的），那么可以更好地选择治疗策略，但这显然也需要更多的专业经验和专业判断。

此外，本书的一大特点就是语言通俗、生动。专业人士可以通过本书进行参考，而对于在临床心理和认知神经方面毫无背景的非专业人士而言，阅读过程也会显得轻松愉快并大有获益。

在本书的翻译过程中，北京大学心理系的研究生提供了很多的帮助，高晓超同学负责翻译了 1～4 章，并校对了 5～6 章；潘苗苗和邹玲同学共同翻译了序言；蔡文菁同学协助翻译了第 2 章；其余章节均由本书译者独立完成。由于翻译仓促，书中的缺点、错误在所难免，请专家、读者不吝赐教。

谭洁清

未来，属于终身学习者

我这辈子遇到的聪明人（来自各行各业的聪明人）没有不每天阅读的——没有，一个都没有。巴菲特读书之多，我读书之多，可能会让你感到吃惊。孩子们都笑话我。他们觉得我是一本长了两条腿的书。

——查理·芒格

互联网改变了信息连接的方式；指数型技术在迅速颠覆着现有的商业世界；人工智能已经开始抢占人类的工作岗位……

未来，到底需要什么样的人才？

改变命运唯一的策略是你要变成终身学习者。未来世界将不再需要单一的技能型人才，而是需要具备完善的知识结构、极强逻辑思考力和高感知力的复合型人才。优秀的人往往通过阅读建立足够强大的抽象思维能力，获得异于众人的思考和整合能力。未来，将属于终身学习者！而阅读必定和终身学习形影不离。

很多人读书，追求的是干货，寻求的是立刻行之有效的解决方案。其实这是一种留在舒适区的阅读方法。在这个充满不确定性的年代，答案不会简单地出现在书里，因为生活根本就没有标准确切的答案，你也不能期望过去的经验能解决未来的问题。

湛庐阅读APP：与最聪明的人共同进化

有人常常把成本支出的焦点放在书价上，把读完一本书当做阅读的终结。其实不然。

时间是读者付出的最大阅读成本
怎么读是读者面临的最大阅读障碍
"读书破万卷"不仅仅在"万"，更重要的是在"破"！

现在，我们构建了全新的"湛庐阅读"APP。它将成为你"破万卷"的新居所。在这里：

- 不用考虑读什么，你可以便捷找到纸书、有声书和各种声音产品；
- 你可以学会怎么读，你将发现集泛读、通读、精读于一体的阅读解决方案；
- 你会与作者、译者、专家、推荐人和阅读教练相遇，他们是优质思想的发源地；
- 你会与优秀的读者和终身学习者为伍，他们对阅读和学习有着持久的热情和源源不绝的内驱力。

从单一到复合，从知道到精通，从理解到创造，湛庐希望建立一个"与最聪明的人共同进化"的社区，成为人类先进思想交汇的聚集地，共同迎接未来。

与此同时，我们希望能够重新定义你的学习场景，让你随时随地收获有内容、有价值的思想，通过阅读实现终身学习。这是我们的使命和价值。

湛庐阅读APP玩转指南

湛庐阅读APP结构图:

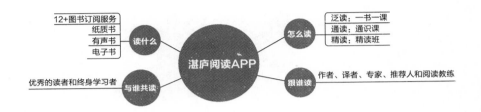

12+图书订阅服务
纸质书
有声书
电子书

读什么

泛读：一书一课
通读：通识课
精读：精读班

怎么读

湛庐阅读APP

优秀的读者和终身学习者

与谁共读

跟谁读

作者、译者、专家、推荐人和阅读教练

三步玩转湛庐阅读APP:

读一读 ▼

湛庐纸书一站买，
全年好书打包订

书城

听一听 ▼

泛读、通读、精读，
选取适合你的阅读方式

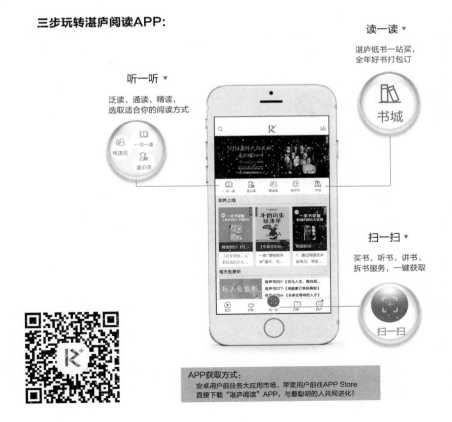

扫一扫 ▼

买书、听书、讲书、
拆书服务，一键获取

扫一扫

APP获取方式:
安卓用户前往各大应用市场、苹果用户前往APP Store
直接下载"湛庐阅读"APP，与最聪明的人共同进化！

使用APP扫一扫功能，
遇见书里书外更大的世界！

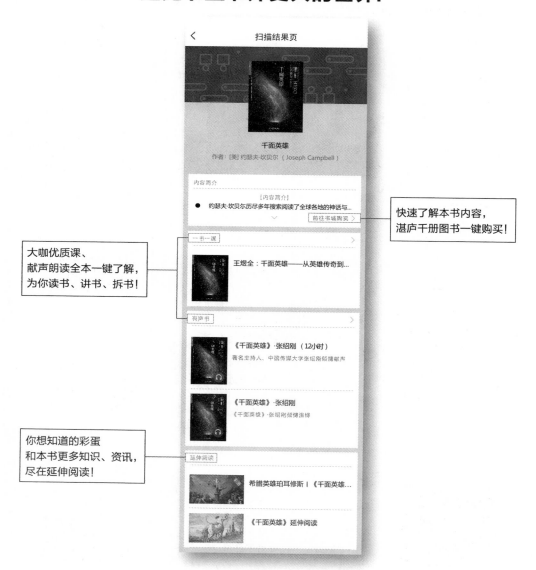

快速了解本书内容，
湛庐千册图书一键购买！

大咖优质课、
献声朗读全本一键了解，
为你读书、讲书、拆书！

你想知道的彩蛋
和本书更多知识、资讯，
尽在延伸阅读！

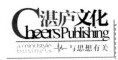
湛庐文化
Cheers Publishing
business —— 与思想有关
a mindstyle

延伸阅读

《大脑勇士》

◎ "亚蒙脑健康五部曲"之一，14 天提升大脑，打响对抗疾病与衰老的大脑健康保卫战。

◎ "美国大脑健康之父"、《纽约时报》畅销书作家亚蒙博士重磅力作。

《超强大脑》

◎ "亚蒙脑健康五部曲"之二，开启全民养脑时代的启蒙书，科学解读 14 个摧毁人生的用脑恶习。

◎ 解放你在工作、生活和人际关系等方面的各种能力，帮你在更大程度上挖掘潜力，以成就事业、建立良好的人际关系，并实现一生的幸福。

《健康脑》

◎ "亚蒙脑健康五部曲"之四，适合 21 世纪人类的 14 个美体健康计划，让大脑与身体联动起来，激发你的力量，塑造更健康、更具魅力的身体。

◎ 美国家喻户晓的医学专家传授远离小肚腩、屏幕脸、沙发臀的独家秘诀。《纽约时报》畅销书。

《锻炼改造大脑》

◎ 风靡纽约大学的锻炼健脑新风潮。快速、轻松、有效地打通身心连接，让身体更健康，让头脑更清晰。

◎ 这是一项关于生活方式如何影响大脑的迷人实验，北京大学神经科学专家纳家勇治，中国运动新风潮引领者田同生、谢顿，知乎健身话题达人 kmlover 联袂推荐。

《让大脑自由》

◎ 长踞亚马逊网络书店神经心理学销售榜首！百度公司总裁张亚勤、"科学松鼠会"创始人姬十三专文作序。

◎ 男人和女人的大脑思考机制有何不同？睡眠和压力对人脑有着怎样的影响？是大脑的差异决定了每个人的独特性吗？权威脑神经科学家约翰梅迪纳带你探索人脑的奥秘。

CHANGE YOUR BRAIN, CHANGE YOUR LIFE (revised edition) By
Daniel G. Amen

Copyright © 1998, 2015 by Daniel G. Amen, M.D.

All rights reserved.

本书中文简体字版由作者通过Sanford J. Greenburger Associates, Inc.授
权在中华人民共和国境内独家出版发行。未经出版者书面许可，不得以任
何方式抄袭、复制或节录本书中的任何部分。

版权所有，侵权必究。

图书在版编目（CIP）数据

幸福脑/（美）亚蒙著；谭洁清译 . — 杭州：浙江人民出版社，
2018.2

ISBN 978-7-213-08605-2

Ⅰ . ①幸…　Ⅱ . ①亚…②谭…　Ⅲ . ①脑科学　Ⅳ . ① R338.2

中国版本图书馆 CIP 数据核字（2018）第 004615 号

浙 江 省 版 权 局
著作权合同登记章
图字：11-2017-332 号

上架指导：心理学 / 健康

版权所有，侵权必究

本书法律顾问　北京市盈科律师事务所　崔爽律师
　　　　　　　　　　　　　　　　　　张雅琴律师

幸福脑

［美］丹尼尔·亚蒙　著

谭洁清　译

出版发行：浙江人民出版社（杭州体育场路 347 号　邮编　310006）
　　　　　　市场部电话:（0571）85061682　85176516
集团网址：浙江出版联合集团　http://www.zjcb.com
责任编辑：王　芸　胡佳佳
责任校对：戴文英
印　　刷：石家庄继文印刷有限公司
开　　本：720 mm × 965 mm　1/16　　　印　　张：16
字　　数：244 千字　　　　　　　　　　插　　页：3
版　　次：2018 年 2 月第 1 版　　　　　印　　次：2018 年 2 月第 1 次印刷
书　　号：ISBN 978-7-213-08605-2
定　　价：59.90 元

如发现印装质量问题，影响阅读，请与市场部联系调换。